GISELA MUHR

HILDEGARD VON BINGEN

DER MENSCH IM EINKLANG MIT DER NATUR

Mit herzlichem Dank an Oliver Hoffmann
für die tatkräftige Unterstützung.

Hildegard von Bingen
Der Mensch im Einklang mit der Natur

Einbandgestaltung: Derek Gotzen für agilmedien, Niederkassel
Lektorat: Kristina Scherer, Köln
Layout und Satz: Derek Gotzen & Alexander Aspropoulos für agilmedien, Niederkassel

Printed In Poland
ISBN 978-3-939722-70-0
www.regionalia-verlag.de

GISELA MUHR

HILDEGARD VON BINGEN

DER MENSCH IM EINKLANG MIT DER NATUR

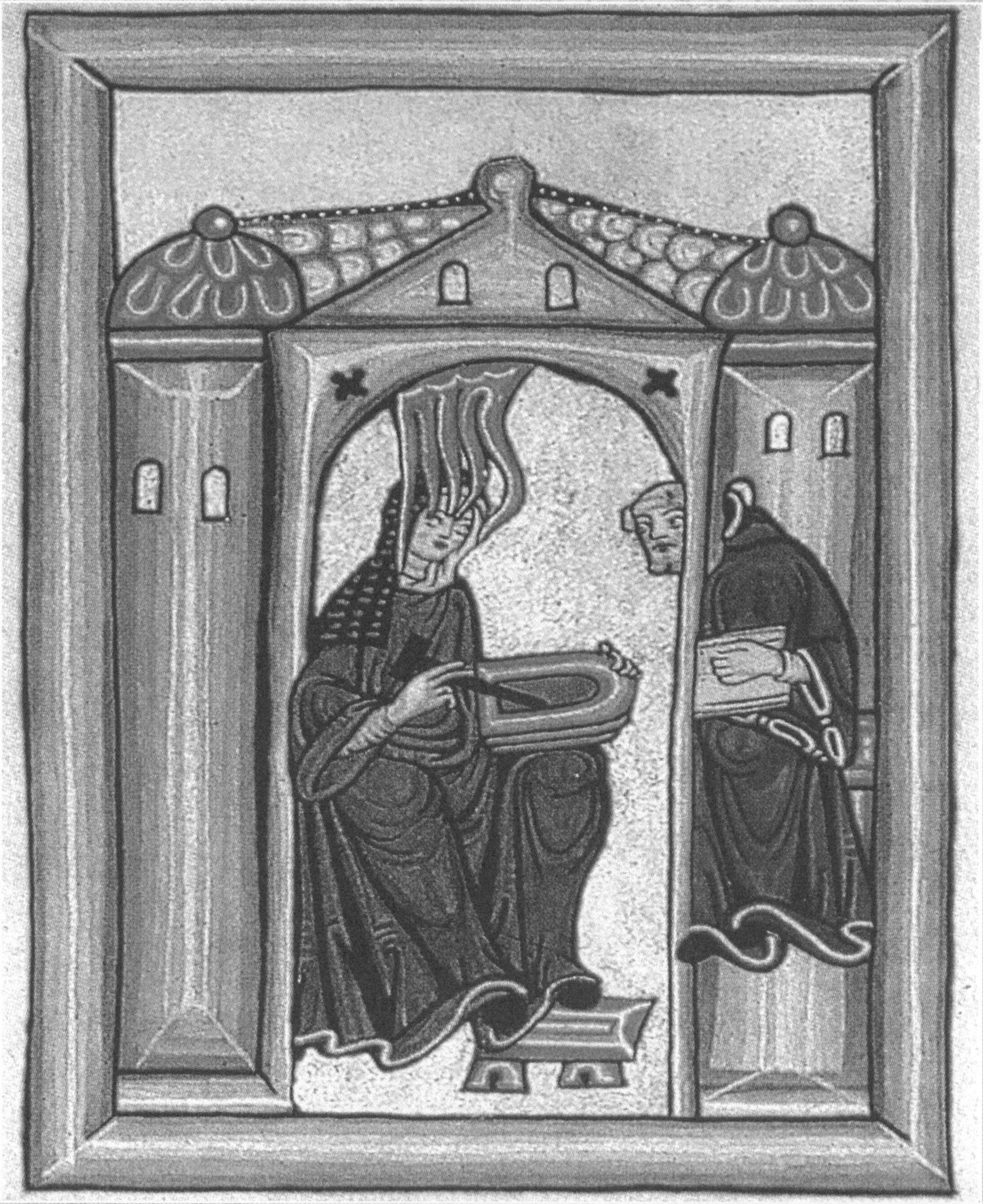

Hildegard von Bingen mit Propst Volmar. Miniatur aus Scivias, um 1165

INHALT

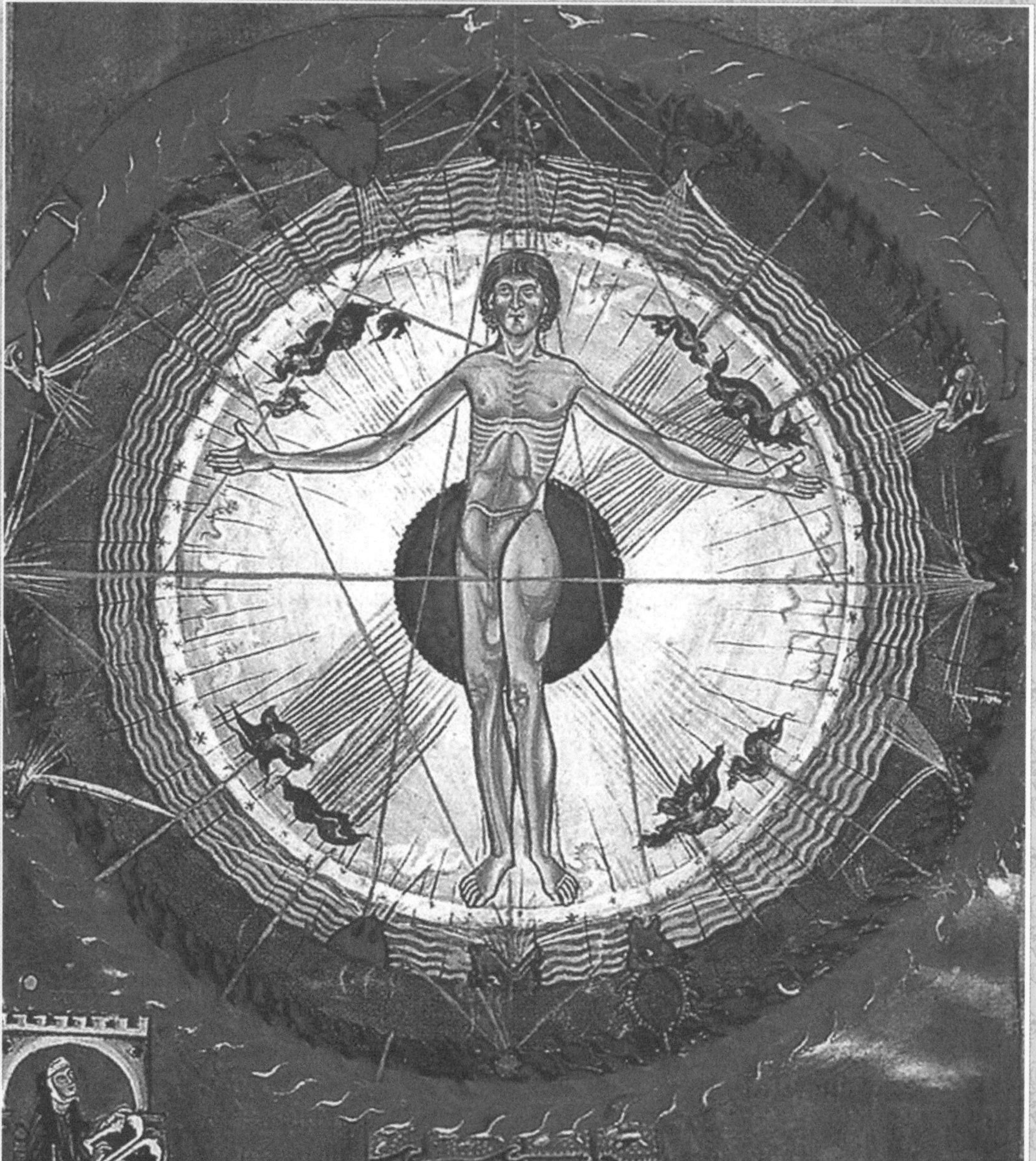
Seite aus dem Liber divinorum operum, 13. Jahrhundert

VORWORT

In unserer heutigen Zeit hat sich bei vielen Menschen wieder eine Sehnsucht nach einer engen und harmonischen Verbundenheit mit der Natur entwickelt. Denn die Epoche des 20. und 21. Jahrhunderts ist geprägt durch Industrialisierung, Urbanisierung und einer auffallend starken Technikhörigkeit, was einen entsprechenden – durchaus zerstörerischen – Umgang mit den natürlichen Ressourcen nach sich zieht.

Die Rückbesinnung zur Natur hatte ein umfangreiches Interesse an gesunder Ernährung sowie an ganzheitlichen und natürlichen medizinischen Methoden zur Folge. Die Fülle an Fernsehsendungen, Zeitschriften und Büchern zu diesen Themen belegt das eindrucksvoll.

Man schaut aus der Gegenwart ja oft ziemlich „hochnäsig" auf das vermeintlich rückständige und dunkle Mittelalter herab. Jedoch genau aus dieser Zeit stammt das weitgefächerte Wissen über die heilenden, belebenden und wohltuenden Kräfte der Natur. Hildegard von Bingen hat uns diese Weisheiten bereits vor fast 900 Jahren beschrieben.

Aber wo fängt man an zu suchen, wenn es um altes Wissen bezüglich Heilung und Ernährung im Zusammenhang mit Hildegard von Bingen geht? Das Internet beispielsweise bietet eine Flut von Informationen, die es einem unmöglich macht, den Überblick zu behalten – man ist schnell überfordert. Dieses Buch führt die vielfältigen Bausteine der Hildegardschen Weisheiten verständlich zusammen und überträgt mittelalterliches Wissen in die Neuzeit. Es dient somit als ideales Einsteigerwerk in die Welt der Benediktinernonne vom Rhein. Es umreißt Hildegards Ernährungslehre und Heilkunde, beschreibt Rezepte zum Nachkochen, schildert natürliche Heilmethoden und gibt Anleitungen zum Fasten.

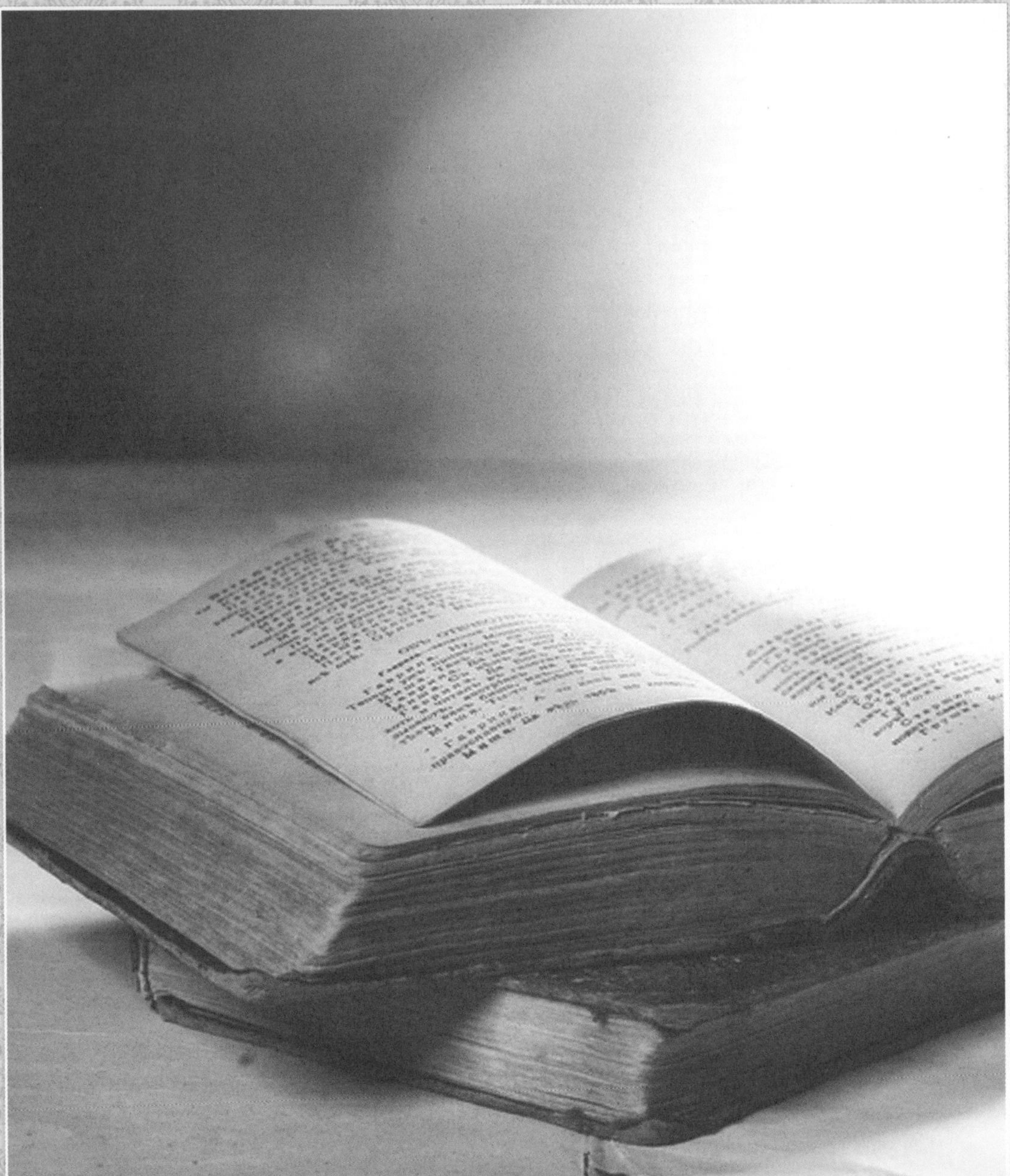

HILDEGARD VON BINGEN

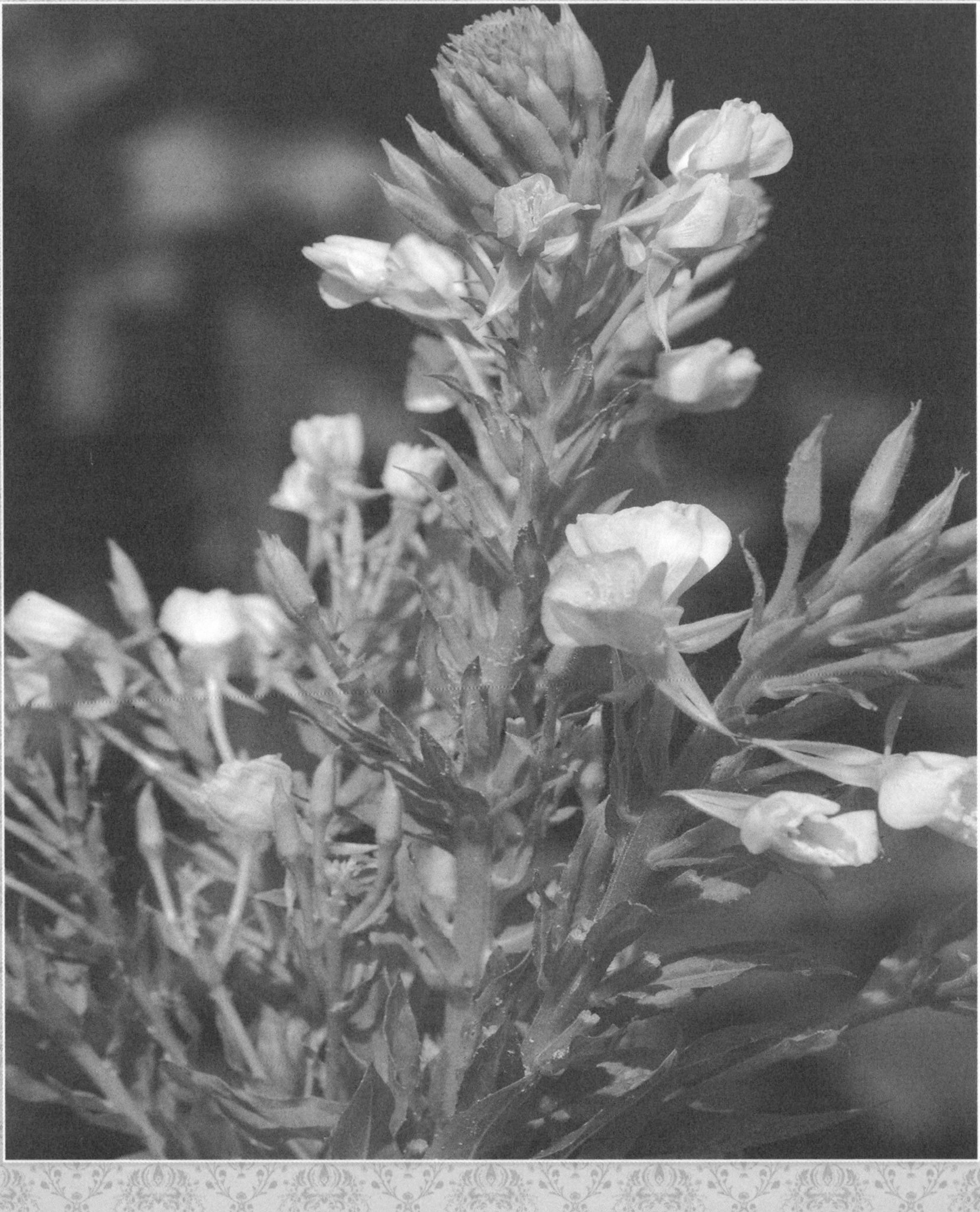

Einleitung

Nonne und Theologin, Schriftstellerin und Komponistin, Naturforscherin und Heilerin und nicht zuletzt Beraterin des Kaisers – die vielseitige Benediktinerin Hildegard von Bingen ist eine der schillerndsten Persönlichkeiten des 12. Jahrhunderts. Bis heute üben sie und ihr Werk eine enorme Faszination auf die Menschen aus.

Die Zeitgenossin von Kaiser Friedrich I. Barbarossa wurde in eine Zeit geboren, die geprägt war durch Kreuzzüge und zunehmende Ketzerverfolgungen, aber auch von Aufbruch und Reformwillen. So entstanden neue Ordensgemeinschaften (beispielsweise die der Zisterzienser) und es boten sich auch Frauen neue Perspektiven, in einer von Männern dominierten Welt aus dem Schatten zu treten. Hildegard nutzte diese Möglichkeiten und verfasste Werke wie den „Liber Scivias", gründete gegen erbitterte Widerstände ihr eigenes Kloster, predigte als erste Frau öffentlich auf Marktplätzen und wurde zu einer bedeutenden Mystikerin.

Bereits zu Lebzeiten wurde Hildegard von Bingen verehrt, nicht zuletzt weil sie durch ihren Glauben und ihre selbstbewusste Art zu einem Vorbild für die Menschen wurde. Diese Wertschätzung hat sich bis heute gehalten. Viele Ideen und Standpunkte, die Hildegard äußerte, sind zeitlos modern. Ihre besondere Sichtweise, den Menschen ganzheitlich, also als Einheit von Körper und Seele zu begreifen, erscheint sehr zeitgemäß. Sie gibt unter anderem Ernährungstipps, verfasst Anleitungen zum Fasten und beschreibt die Heilkraft von Pflanzen. Stets jedoch bindet sie dies alles in ihr theologisches Konzept ein.

Dieses Buch greift die verschiedenen Aspekte des Wirkens und Schaffens der Hildegard von Bingen auf, zeigt, wie viel Wahres sich in dem wiederfindet, was sie vor fast 900 Jahren niederschrieb, und setzt sich kritisch mit dem auseinander, was aus heutiger Sicht umstritten ist.

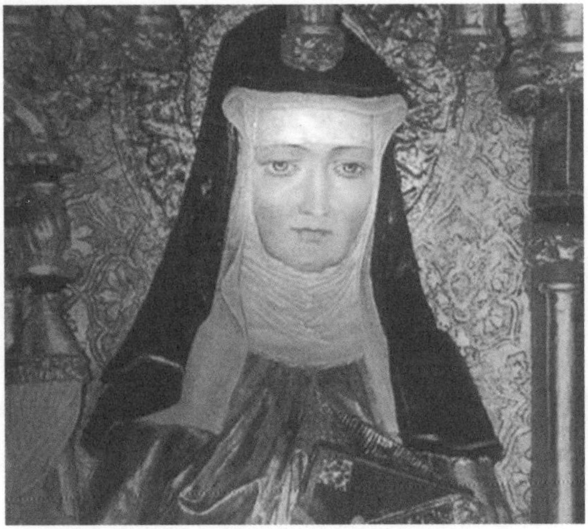

Figur der Heiligen Hildegard von Bingen
Holz, farbig gefasst, nach 1895, Bingen, Rochuskapelle

Das Leben und Wirken der Hildegard von Bingen

Um das Leben und die Leistungen der Hildegard von Bingen verstehen und würdigen zu können, muss man die Umstände betrachten, die zu ihren Lebzeiten herrschten – also gewissermaßen den Referenzrahmen abstecken, innerhalb dessen man Hildegards Lebensleistung werten kann.

Charakteristisch für die Epoche des Hochmittelalters sind ein mit dem Bevölkerungswachstum einhergehendes Aufblühen der Städte und die Entwicklung des Bürgertums, Handels und Handwerks. Außerdem entfaltete sich zunehmend ein neues Bildungsklima. Neben Dom- und Klosterschulen wurden auch die ersten Universitäten gegründet. Lesen und Schreiben fanden nicht mehr nur hinter Klostermauern statt. Altes Wissen aus der Antike und vor allem die fortgeschrittenen Kenntnisse der Araber – insbesondere im Bereich der Medizin – standen nunmehr zur Verfügung. Denn durch den Aufruf Papst Urbans II. im Jahr 1095, Jerusalem und das Heilige Land aus der Hand der Muslime zu befreien, kam es zu den Kreuzzügen und somit zu einem Austausch mit der arabischen Welt. Vor diesem Hintergrund ergaben sich für das Papsttum allerdings auch Möglichkeiten, Ketzer und politische Gegner aus dem Weg zu räumen. Zudem war die Zeit geprägt durch Machtkämpfe zwischen geistlicher und weltlicher Macht (Investiturstreit), die unter anderem zu Ordensneugründungen führten.

Hildegard wird 1098 als zehntes Kind des Edelfreien Hildebert von Bermersheim und seiner Gemahlin Mechthild geboren. Der Geburtstag und -ort lassen sich nicht zweifelsfrei festlegen.

Schon früh zeigte sich ihre visionäre Begabung. Hildegard selbst berichtete später von Visionen, die bereits in ihrem dritten Lebensjahr eingesetzt hatten. Als Achtjährige wurde sie gemeinsam mit Jutta von Sponheim der religiösen Erziehung von Uda von Göllheim anvertraut. Jutta von Sponheim wurde später Lehrerin, Erzieherin und auch enge Vertraute Hildegards (z. B. konnte sie Jutta das Geheimnis ihrer Visionen anvertrauen). Im Jahr 1112 zogen die beiden als Klausnerinnen in das Benediktinerkloster Disiboden-

berg. Zwischen 1112 und 1115 legte Hildegard ihre Profess ab (das öffentliche Bekenntnis, in einer christlichen Ordensgemeinschaft zu leben).
Die Klause entwickelte sich zu einem Kloster, als dessen Vorsteherin man Jutta von Sponheim ernannte. 1136 verstarb Jutta und Hildegard wurde zur Äbtissin gewählt. Sie lockerte die Askese-Vorschriften und forderte damit Auseinandersetzungen mit der Klosterleitung heraus.

Einen großen Einschnitt in ihr Leben brachte das Jahr 1141, als sie nach eigenen Aussagen den „göttlichen Auftrag" erhielt zu schreiben. In der Folgezeit verarbeitete sie mit Hilfe der Nonne Richardis von Stade und Volmar von Disibodenberg ihre Visionen und verfasste den „Liber Scivias Domini" („Wisse die Wege des Herrn"), das erste Buch ihrer Visionstrilogie, das sie allerdings erst 1151 vollendete. Später folgten noch die Werke „Liber vitae meritorum" („Buch über die Lebensverdienste") und „Liber divinorum operum" („Buch von den göttlichen Werken").

In diesen Zusammenhang ist erwähnenswert, dass Hildegard durchaus Hilfe beim Verfassen ihrer literarischen Werke benötigte, denn sie hatte nie die „septem artes liberales" (die Sieben Freien Künste) studiert und stand darüber hinaus mit der lateinischen Grammatik auf Kriegsfuß.

Voller Selbstzweifel über die Herkunft ihrer Visionen und möglicherweise auch aus Vorsicht suchte Hildegard Unterstützung unter anderem bei Bernhard von Clairvaux. Wohl auch auf seine Anregung hin fand 1147/1148 die Synode in Trier statt, auf der Hildegards Visionsschriften von Papst Eugen III. anerkannt wurden.

Etwa in dieser Zeit fasste Hildegard von Bingen den Entschluss, ein eigenes Kloster zu gründen. Sie erhielt von Papst Eugen III., mit dem sie in regem Briefkontakt stand, die Erlaubnis, auf den Rupertsberg bei Bingen am Rhein überzusiedeln. Dies vollzog sich allerdings nicht ohne den erbitterten Widerstand der Mönche vom Disibodenberg, da dieser Umzug eine Schwächung des Männerklosters bedeutete. Trotz der Widrigkeiten ist die Weihe des Klosters für das Jahr 1152 urkundlich bezeugt.

Einen persönlichen Rückschlag erlitt Hildegard im Jahr 1151, als ihre Vertraute Richardis von Stade zur Äbtissin des Klosters Bassum bei Bremen werden sollte. Sie widersetzte sich vehement, musste sich aber letztendlich dem Wunsch der Erzbischöfe von Bremen und Mainz beugen.

Für die damalige Zeit ebenfalls überraschend sind mehrere Predigtreisen, die im Zeitraum zwischen 1158 und 1171 von der ungewöhnlichen Äbtissin unternommen worden sind. Zumal es zu dieser Zeit alles andere als normal war, dass Frauen in der Öffentlichkeit predigen durften. Vermutlich kam ihr der Status als anerkannte Seherin zugute.

1165 gründete Hildegard ein Tochterkloster in Eibingen. In diesem Ort befinden sich heute Hildegards Reliquien (Eibinger Reliquienschatz).

Der gesellschaftliche Stellenwert der Hildegard von Bingen lässt sich an der Vielzahl an Korrespondenzen mit den großen Zeitgenossen erkennen. Sie stand in Kontakt mit Kaisern, Päpsten und anderen bedeutenden Persönlichkeiten. Sie trat dabei als Ratgeberin auf, ließ aber auch Ermahnungen einfließen. Nie jedoch vergaß sie dabei ihre prophetische Aufgabe, die Menschen zu „Gott zurückzuführen".

Am 17. September 1179 starb Hildegard von Bingen im Kloster Rupertsberg. Ein Heiligsprechungsverfahren im 13. Jahrhundert führte zu keinem Ergebnis. Allerdings wurde sie 1584 in der Erstausgabe des „Martyrologium Romanum" (Verzeichnis der offiziellen Heiligen der römisch-katholischen Kirche) aufgeführt. Außerdem soll sie als Kirchenlehrerin anerkannt werden – eine seltene Auszeichnung in der römisch-katholischen Kirche.

Neben den drei Visionswerken verfasste Hildegard zwischen 1151 und 1158 außerdem ein natur- und heilkundliches Werk. In der Überlieferung ist es geteilt, was für das Original nicht unbedingt gelten muss. Aber aus heutiger Sicht sind die „Physica" und „Causae et Curae" sicherlich die populärsten Werke der Äbtissin vom Rhein. Denn dort ist das mittelalterliche Natur- und Heilwissen Hildegards aufgeführt, das z. B. die Grundlage für die heutige sogenannte Hildegard-Medizin bildet. Dic Authentizität dieser Schriften ist allerdings umstritten, denn nicht Hildegards Originalschriften sind überliefert, sondern lediglich Abschriften.

Darüber hinaus zählen nicht nur Literatur, sondern auch etliche Kompositionen zu Hildegards Schaffenswerk. Bekannt ist, dass sie über 70 liturgische Gesänge verfasste.

Die Heilkunde der Hildegard von Bingen und ihre Anwendung in der heutigen Zeit

Wie bereits beschrieben, bilden die natur- und heilkundlichen Werke „Physica“ (auch „Liber simplicis medicinae“) und „Causae et Curae“ (auch „Liber compositae medicinae“) die Grundlage für Hildegards Heilkunde und deren Anwendung in der heutigen Zeit.

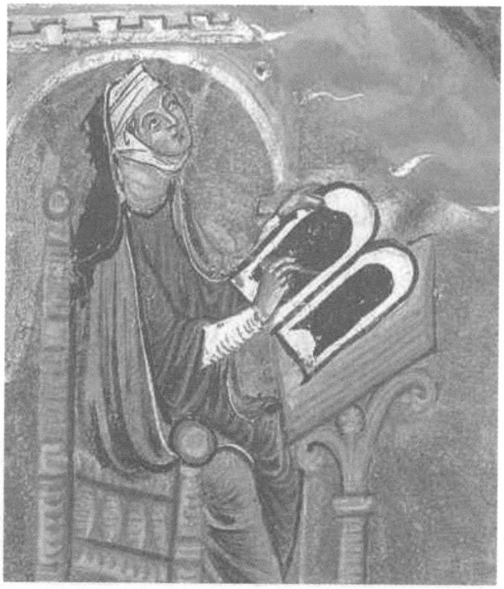

Miniatur aus dem Lucca-Codex des Liber divinorum operum, um 1220/1230, Biblioteca Statale, Lucca

Die „Physica“ ist der Naturkunde gewidmet und besteht aus neun Bänden, in denen die Heilkräfte beschrieben werden, die von Pflanzen, Bäumen, Tieren, aber auch von Metallen und Steinen ausgehen. Die „Causae et Curae“ beschäftigt sich mit den Ursachen von Krankheiten und deren Behandlungen.

Es ist anzunehmen, dass Hildegard von Bingen in diesen Werken eigene Naturbeobachtungen und Erfahrungen mit überliefertem Wissen der Antike und des Benediktinerordens vereinigte. Als Benediktinerin lag das auf der Hand, denn die „Regula Benedicti“ (benediktinische Ordensregel) legte fest, dass die Krankenpflege die wichtigste Aufgabe der Mönche sei.

Da Hildegard den Menschen ganzheitlich, also als Einheit von Körper und Seele begriff, gab sie verbindliche Lebensregeln vor. Im fest vorgegebenen christlichen Rahmen soll der Mensch ein für Leib und Seele gesundes und zufriedenes Leben führen.

1. Die Kraft der Seele stärken

Ein Leben mit Gebet und Besinnung, die Entfaltung der Talente und Tugenden sowie das Bekämpfen eigener Schwächen und Laster soll die Kraft der Seele fördern.

2. Die Kraft des Leibes stärken

Zur Erhaltung der körperlichen Gesundheit soll man sich gesund und ausgewogen ernähren, den Leib regelmäßig entgiften sowie ein ausgeglichenes Leben führen (z. B. ein gesundes Maß beim Schlaf- und Wachrhythmus finden).

3. Den Geist und die Sinne schärfen

Zur Schärfung von Verstand und Geist soll man ein optimistisches, fröhliches und vor allem sinnvolles Leben führen sowie den Intellekt fördern.

Bewahrt man durch das Einhalten dieser Regeln die Balance der sogenannten vier Körpersäfte und Elemente (Feuer, Luft, Wasser und Erde), fühlt man sich gesund und glücklich.

Zu Beginn der 1970er Jahre wurden Hildegards natur- und heilkundliche Werke, ihre Ideen und Lebensregeln erneut aufgegriffen. Der Begriff der Hildegard-Medizin wurde durch den Arzt Gottfried Hertzka bekannt ge-

macht. Daraus resultierte in der Folgezeit ein wahrer Boom der Hildegard-Medizin. Eine Vielzahl von Publikationen beschäftigt sich heutzutage mit Themen wie Ernährungsregeln, Pflanzenheilkunde oder Edelsteintherapie. Aus unterschiedlichen Gründen wird die Hildegard-Medizin kritisch gesehen. Zum einen verleiht das Berufen auf die Visionen Hildegards den Heilmethoden gewissermaßen etwas Göttliches, zum anderen ist bei den beiden natur- und heilkundlichen Werken die Authentizität umstritten. Darüber hinaus können die von ihr empfohlenen Heilpflanzen nicht immer zweifelsfrei identifiziert werden, manche sind inzwischen sogar von der Bildfläche verschwunden. Ein weiterer Punkt betrifft das Fehlen von Mengenangaben in den überlieferten Texten. In der heutigen Zeit – in der man gewohnt ist, Mengen zu zählen oder zu messen – wirkt es befremdlich,
Rezepte ohne genaue Mengenangaben umsetzen zu müssen.

Aber trotz aller Kritik haben viele Methoden und Tipps Hildegards auch heute noch ihre Berechtigung, da sie beispielsweise zur Vorbeugung (insbesondere im Bereich der Ernährung) oder als begleitende Therapie zur Schulmedizin dienen können.

Hildegards Kräuter- und Pflanzenkunde

„In allen Geschöpfen, den Tieren, den Vögeln, den Fischen, den Kräutern und den Fruchtbäumen liegen geheimnisvolle Heilkräfte verborgen, die kein Mensch wissen kann, wenn sie nicht Gott selber geoffenbart hat.“ (Hildegard von Bingen)

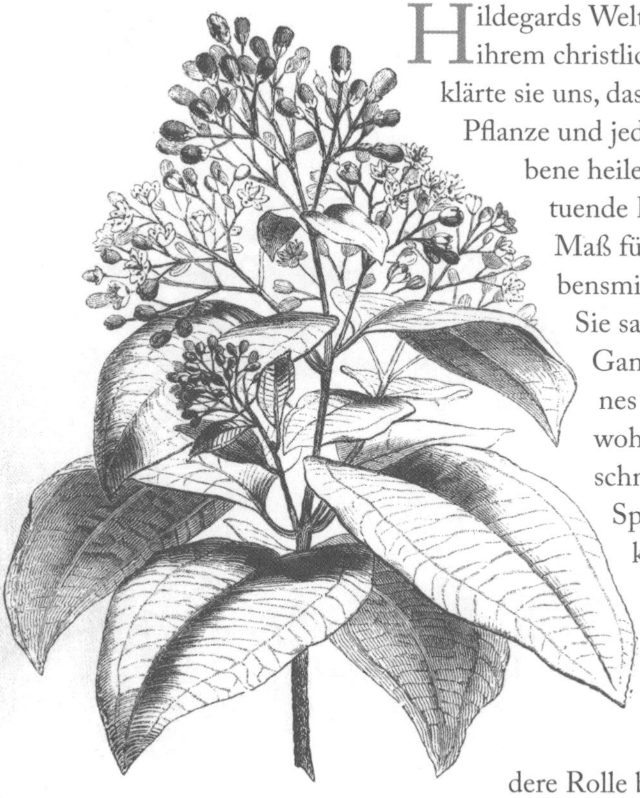

Hildegards Weltbild fußte natürlich auf ihrem christlichen Glauben und so erklärte sie uns, dass in jedem Tier, jeder Pflanze und jedem Ding von Gott gegebene heilende, belebende und wohltuende Kräfte innewohnen. Ihr Maß für die Nützlichkeit eines Lebensmittels ist dessen Heilkraft. Sie sah den Menschen immer als Ganzes und zur Förderung seines Wohlbefindens spielen sowohl gesunde als auch schmackhafte und gefällige Speisen eine Rolle. Kräuter können bekanntermaßen heilende Wirkung haben und dienen auch heute zur Verfeinerung von Speisen. Es verwundert somit nicht, dass Kräuter eine besondere Rolle bei Hildegard spielten.

Hildegard unterschied in ihrer Ernährungslehre zwischen gesunden und ungesunden Nahrungsmitteln. Die Liste der gesunden Lebensmittel ist voll von verschiedensten Kräutern, die auch als Tee oder zur Verfeinerung von Speisen eingesetzt werden. Ganz zu schweigen von der vielfältigen Verwendung als Heilkräuter in Form von Tinkturen, Salben oder Aufgüssen.

Erwähnenswert ist in diesem Zusammenhang, dass es in Hildegards umfangreichen Beschreibungen der Kräuter und Heilpflanzen viele Arten gibt, die inzwischen sehr selten (wie Safran) oder gar ausgestorben sind. Bereits damals wurde die Artenvielfalt höchstwahrscheinlich durch wirtschaftliche Interessen dezimiert.

Hildegards Naturmedizin

Da Hildegards ganzheitliche Sichtweise des Menschen und seiner Gesundheit alle Lebensbereiche betrifft, ist ihre Naturmedizin ebenso vielfältig und umfasst verschiedene Bereiche wie Pflanzenheilkunde, Ausleitungsverfahren, Edelsteintherapie, aber auch Ernährungsregeln. Die beiden letzten Punkte werden weiter unten separat beschrieben. Man kann Hildegards Heilmethoden durchaus als Präventiv-Medizin bezeichnen, da Bereiche wie die Ernährungslehre vorbeugenden Charakter haben.

Unter Ausleitungsverfahren versteht man Methoden wie Aderlass, Schröpfen, Fasten (siehe Kapitel: Heilfasten – Regeneration für Körper und Seele) und Schwitzbäder, die zur Entgiftung der Körpersäfte dienen und nach Hildegard das körperliche und seelische Wohlbefinden fördern sollen.

In der Pflanzenheilkunde werden Heilpflanzen als Arzneimittel verwendet. Sie gehört zu den ältesten medizinischen Methoden. Hildegards natur- und heilkundliche Werke beinhalten eine bemerkenswerte Vielfalt an Behandlungsmethoden gegen allerlei Krankheiten, Beschwerden und Leiden. Häufig werden die von ihr empfohlenen Heilpflanzen für Aufgüsse und Packungen benutzt. Auch schlägt sie vor, kleine Oblaten mit den notwendigen Heilmitteln zu versehen, um diese zu essen.

Sie beschreibt Rezepte gegen einfaches Unwohlsein, empfiehlt Fenchel gegen den Geburtsschmerz, beschäftigt sich mit der männlichen Unfruchtbarkeit und hat Heilmethoden für Ohren- und Sehbeschwerden parat.

Auch wenn manche dargestellten Methoden aus heutiger Sicht seltsam anmuten, können insbesondere Hildegards Naturheilverfahren neben den Ernährungstipps eine sinnvolle Ergänzung oder Alternative zur Schulmedizin darstellen.

Heilfasten – Regeneration für Körper und Seele

Das Heilfasten bezeichnet verschiedene Methoden des Fastens über einen bestimmten Zeitraum. Wenn nach einigen Tagen die Kohlenhydrate verbrannt wurden, verschwindet das Hungergefühl und eine allgemeine Entschlackung, Entgiftung oder Regeneration des Körpers setzt ein. Das Heilfasten unter ärztlicher Kontrolle geht oft mit Bäderbehandlungen oder Physiotherapien einher.

Das Heilfasten nach Hildegard hat darüber hinaus eine religiöse Note, da es nicht vorrangig um Gewichtsreduzierung geht, es soll eher eine Phase der Besinnung, des Gebets und der Seelenerforschung sein. Das körperliche und eben auch das seelische Wohlbefinden gehören nach ihrer ganzheitlichen Sichtweise nun einmal untrennbar zusammen.

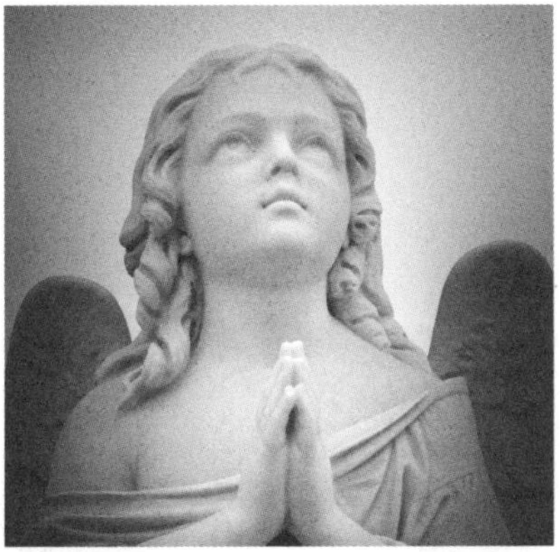

Gemäß ihrer Ernährungslehre verzichtet man über einen gewissen Zeitraum auf die sogenannten ungesunden Nahrungsmittel, um die Balance der vier Körpersäfte nicht zu stören. Ziel ist es, mehr Energie für die körpereigenen Regenerationskräfte bereitzustellen.

Das richtige Fasten ist ihrer Ansicht nach ebenso wichtig wie die Tatsache, überhaupt zu fasten. Die Fastendauer sollte etwa zwischen einer Woche und zwölf Tagen liegen. Unter Umständen kann dieser Zeitraum auch verlängert werden. Das sollte allerdings nicht ohne ärztliche Rücksprache passieren. Zur entsprechenden Vorbereitung auf die Fastenkur sollten vorher Entlastungstage eingelegt werden. Während der Kur ist eine regelmäßige und disziplinierte Nahrungsaufnahme einzuhalten. Eine ausreichende Flüssigkeitsaufnahme muss im Ernährungsplan berücksichtigt sein – in der Regel Tee. Gemäß der Vorgabe „Die Kraft des Leibes stärken“ sollten außerdem Phasen der körperlichen Ertüchtigung und der Entspannung eingelegt werden.

Die Ernährungslehre der Hildegard von Bingen

Um die Körpersäfte in der erwünschten Balance zu halten, ist laut Hildegard eine ausgewogene Ernährung unabdingbar. Sie geht davon aus, dass die Gesundheit der natürliche Zustand des Menschen ist und es täglich das Ziel sein muss, diesen Zustand durch eine richtige Ernährung zu erhalten.

Sie hatte eine klare Vorstellung, welche Lebensmittel gesund oder ungesund sind. Dabei misst sie die gesunden Nahrungsmittel mehr nach ihrem Heilwert – also der Wirkung der heilenden und belebenden Kräfte, die ihnen innewohnen – als beispielsweise nach Vitamingehalt. Man muss wohl davon ausgehen, dass der Heilwert, den Hildegard den verschiedenen Lebensmitteln beimaß, auf eigenen Beobachtungen und Erfahrungen beruhte. Hinzu kommt vermutlich ein gelegentlicher Blick in die Werke der Klosterbibliothek.

Die Lebensmittel müssen außerdem zum Alter und zum jeweiligen Befinden passen. Dabei spielen auch Einflüsse wie die Jahreszeiten eine Rolle. Hildegard wies in ihren Schriften gesunde Lebensmittel ausdrücklich aus und schwärmte geradezu vom Dinkel, den sie täglich in Form von Korn, Brot oder Suppe empfahl. Ihr Speiseplan enthält auch Hafer, Gerste, Bohnen, Apfel, Edelkastanie oder Kräuter. Auch verschiedene Fleisch- und Fischsorten finden sich dort wieder. Sie wies gleichermaßen die ungesunden Nahrungsmittel aus, die sie als „Küchengifte“ bezeichnete. Da finden sich leider auch Leckereien wie Erdbeeren oder Pflaumen wieder.

Laut Hildegard sollen die Lebensmittel möglichst zubereitet (also gekocht, gebraten oder gedünstet) verzehrt werden, da nach ihrer Überzeugung Rohkost den Magen belastet.

Sie wäre nicht Hildegard von Bingen, würde sie nicht zudem vorgeschrieben haben, wie man zu essen hat. Sie empfahl gesunden Menschen, die erste Mahlzeit am Tag warm und erst gegen Mittag zu sich zu nehmen, um eine ordentliche Verdauung zu gewährleisten. Mal soll zwei- bis dreimal am Tag speisen und überdies maßvoll trinken – nicht zu viel, zu kalt oder zu heiß. Ein gesunder Mittagschlaf und ein gemütlicher Abendspaziergang gehören natürlich dazu.

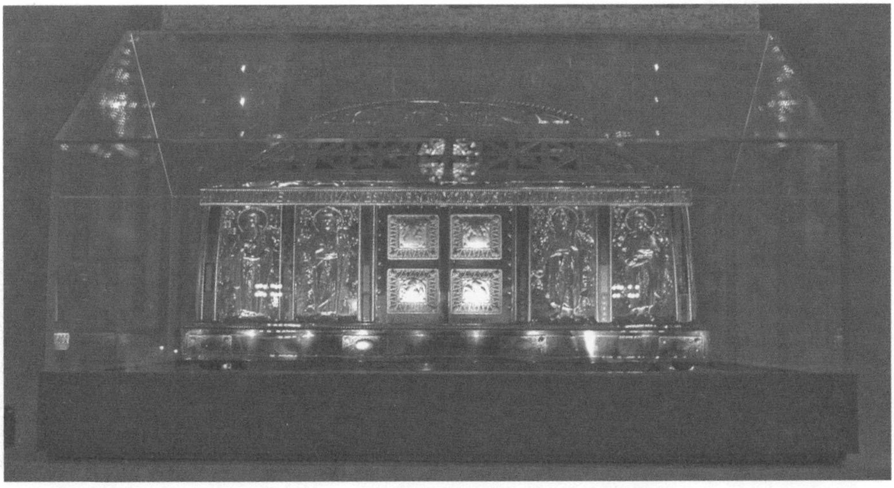

Schrein mit den Gebeinen der Hildegard von Bingen in der Pfarrkirche von Eibingen

Heilsteine und ihre Wirkung

Als Heilsteine werden in erster Linie Minerale bezeichnet, die bei Krankheiten eine heilende Wirkung haben oder das Befinden verbessern sollen.

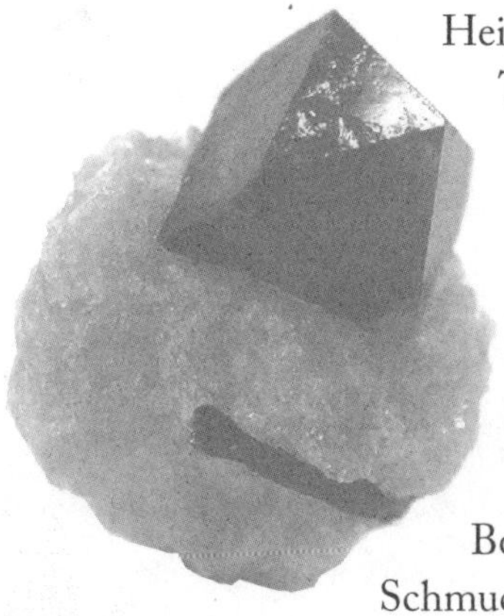

Auch Hildegard befasste sich in der „Physica" mit der Heilwirkung von Steinen. Wie alle Pflanzen und Tiere tragen ihrer Ansicht nach auch Steine, insbesondere Edelsteine, von Gott gegebene Heilkräfte in sich. Im vierten Buch beschrieb sie unter anderem auch die Entstehungsart von 24 Steinen und wurde ganz nebenbei zu einer der ersten Mineraloginnen. Sie legte verschiedene Methoden dar, wie man die von „Gott gegebenen" Edelsteine einsetzen kann: Beispielsweise soll man den richtigen Stein als Schmuck tragen. Es hilft auch, den Stein in der Tasche oder in der Hand zu tragen. Für die körperliche Anwendung soll man den Stein direkt auf die entsprechende Stelle am Körper (mit Speichel befeuchten) auflegen.

Zudem kann man das sogenannte Hildegard-Wasser herstellen und zum Trinken oder Waschen nutzen. Dazu erhitzt man laut Hildegard Wasser am Feuer, „so dass der Schweiß des Steins sich mit dem Wasser vermischt". Danach legt man den Stein selbst ins Wasser.

Inzwischen ist nachgewiesen worden, dass in den alten Überlieferungen verschiedene Heilsteine falsch übersetzt bzw. zugeordnet waren. Das führte dazu, dass sich insbesondere bei diesen Steinen keine Hinweise auf eine Heilwirkung feststellen ließen.

Auch heutzutage werden Edelsteintherapien angeboten. Die modernen Anwendungsverfahren der Steinheilkunde sind vielschichtiger und dienen häufig als Ergänzung zu alternativen Heilmethoden.

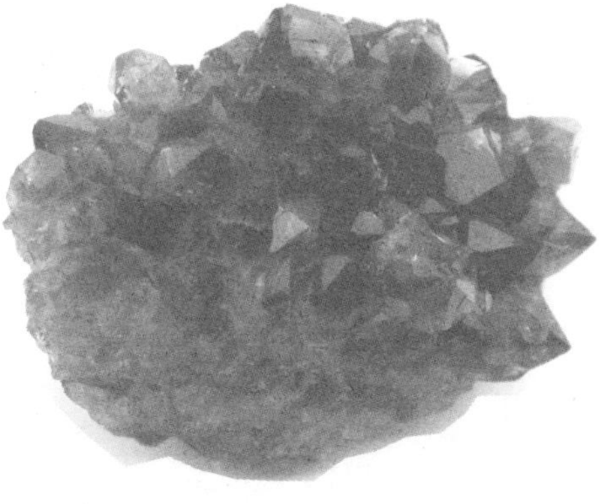

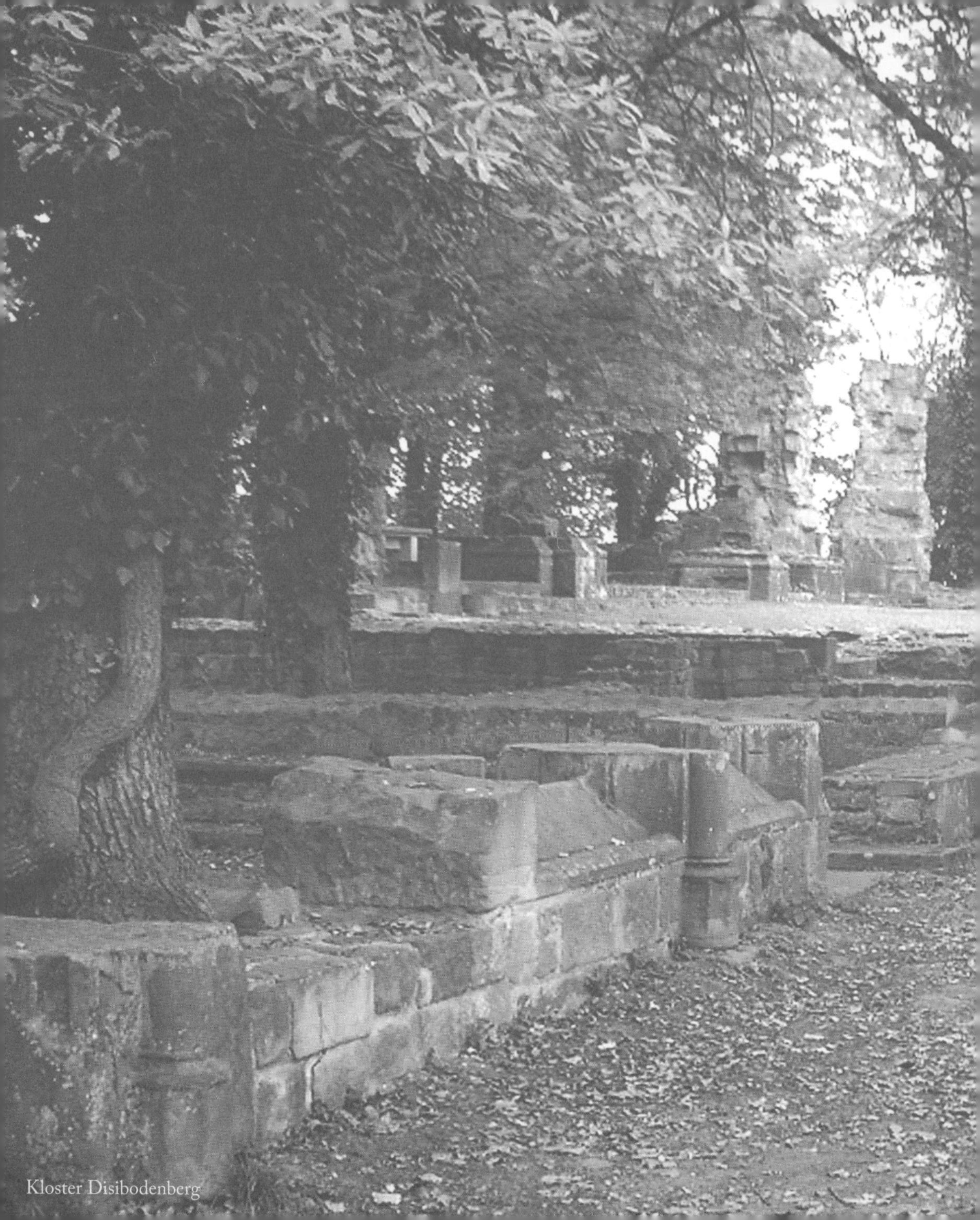

Kloster Disibodenberg

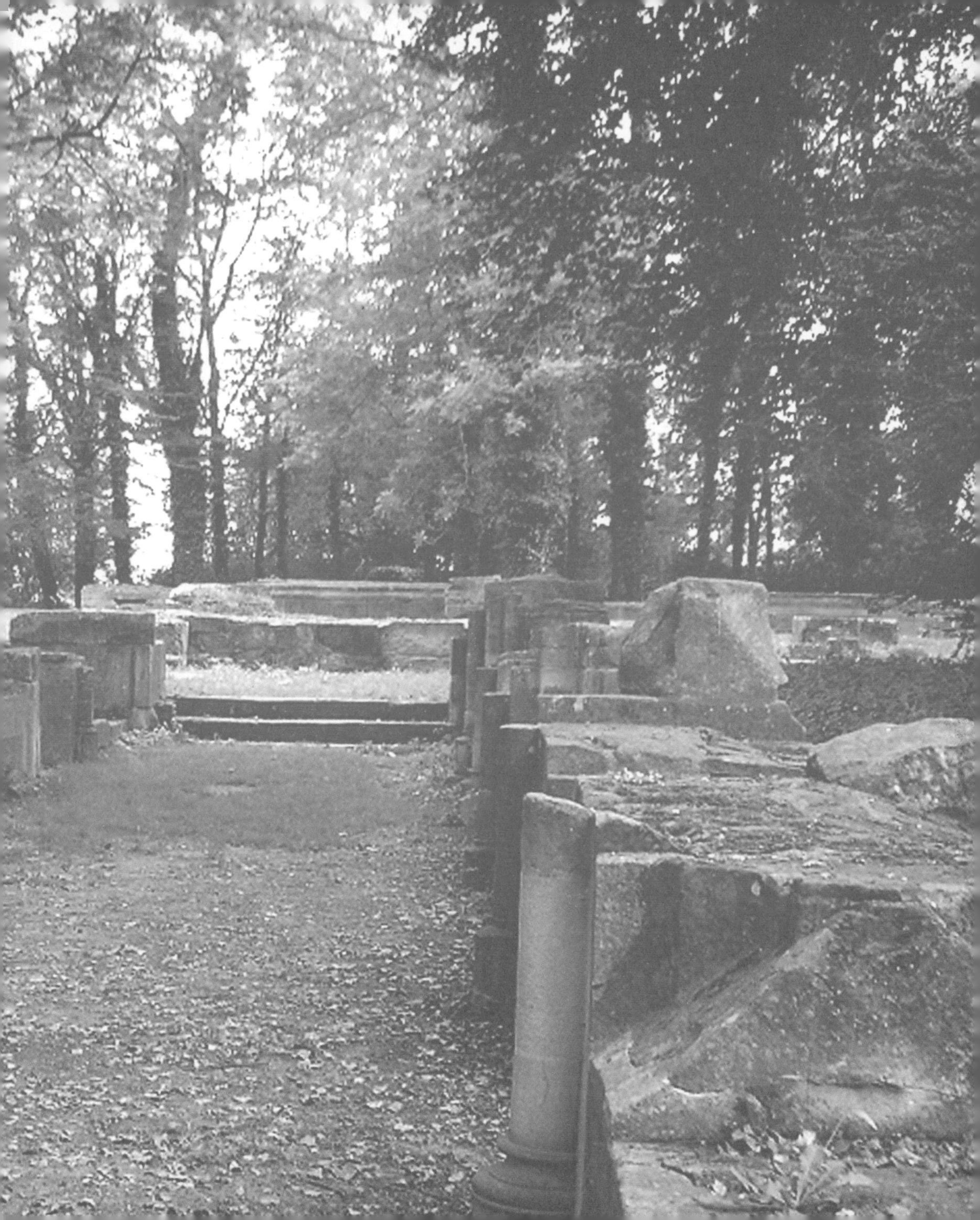

Hildegard von Bingen lebte vor rund 900 Jahren, aber ihre Lehren sind heutzutage so aktuell wie zu jener Zeit, in der sie lebte. Kräuter essen wir heute mehr oder weniger beiläufig als Würzmittel in Salaten, Suppen und anderen Gerichten. Aber wussten Sie eigentlich, dass Kräuter auch Heilwirkungen besitzen? Viele Kräuter und Gemüse besitzen ätherische Öle, Vitamine, Gerb- und Bitterstoffe, regen den Appetit und den Gallenfluss an und wirken sich dadurch positiv auf unser körperliches und geistiges Wohlbefinden aus. Heilkräuter sind reich an wichtigen Mineralstoffen. Diese sind lebensnotwendige, nichtorganische Nährstoffe, die der Organismus nicht selbst herstellen kann. Die Mineralstoffe müssen demnach dem Körper mit der Nahrung zugeführt werden. Der wichtigste Mineralstoff in der Pflanzenheilkunde ist Kalium. Es wirkt bei richtiger Dosierung harntreibend. Andere Heilpflanzen sind reich an Calcium und Magnesium, die wichtig für den Knochenstoffwechsel sind.

Sie sehen also, Kräuter gehören nicht nur in die Suppe, sie sind unverzichtbar sowohl zu Heilzwecken als auch zur generellen Vorbeugung mannigfaltiger Beschwerden.

Auf den folgenden Seiten finden Sie einige wichtige Heilkräuter der Hildegard von Bingen und ihre Wirkung auf unseren Organismus.

HILDEGARDS KRÄUTER- UND PFLANZENKUNDE

HEILKRÄUTER UND -GEMÜSE UND IHRE WIRKUNG AUF DEN ORGANISMUS

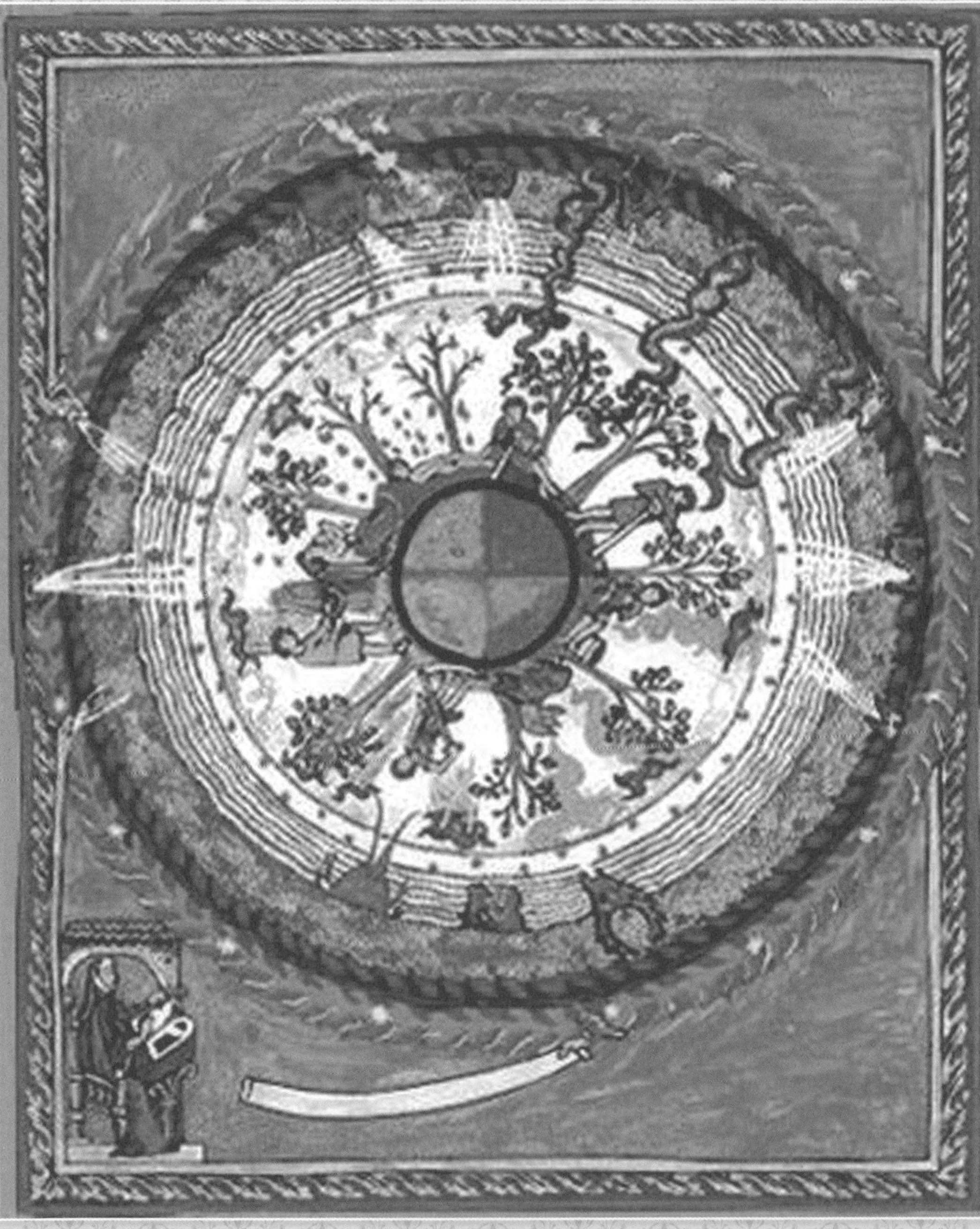

Vision der Schöpfung, Miniatur aus dem Lucca-Codex des Liber divinorum operum, um 1220/1230, Biblioteca Statale, Lucca

ALANT

Hildegard von Bingen setzte Alant als Weinzubereitung überwiegend bei Lungenbeschwerden ein.
„... Und wer in der Lunge Schmerzen hat, der trinke ihn täglich mäßig vor und nach dem Essen, und das Gift – das ist der Eiter – nimmt er aus seiner Lunge weg ...“

Aus heutiger Sicht

Alant hilft bei Magen-Darm-Beschwerden, Kopfschmerzen, Erkältungskrankheiten, Keuchhusten und wirkt außerdem harntreibend.

Anwendung

Die Wurzel kann als Tee oder als Wein zur Linderung bei Beschwerden eingesetzt werden.
In der Küche kann Alant ähnlich wie Ingwer angewendet werden.

ANDORN

Hildegard von Bingen setzte Andorn überwiegend gegen „taube Ohren" und „kranke Eingeweide" ein.
„… wer taube Ohren hat, der koche Andorn in Wasser und nehme ihn aus dem Wasser und lasse seinen warmen Dunst in seine Ohren dringen, … wer in der Kehle krank ist, der koche Andorn in Wasser, und er seihe jenes Wasser durch ein Tuch, und er füge zweimal so viel Wein bei, und er lasse es nochmals in einer Schüssel aufkochen unter Beigabe von genügend Fett, und so trinke er es oft, und er wird in der Kehle geheilt werden …"

Aus heutiger Sicht

Andorn hilft bei Leber- und Gallenbeschwerden, Appetitlosigkeit, Völlegefühl und regt außerdem den Gallenfluss an.

Anwendung

Das Kraut wird wahlweise als Tee und als Tinktur angewendet.

BEIFUSS

Hildegard von Bingen setzte den Beifuß bei „kranken Eingeweiden" ein. „Der Beifuß heilt kranke Eingeweide, und er wärmt den kranken Magen. … dann koche er mit Fleisch … den Beifuß und esse ihn, und diese Fäulnis, die der Kranke sich durch frühere Speisen und Getränke zugezogen hat, nimmt er weg und vertreibt sie…"

Aus heutiger Sicht

Beifuß hilft bei Verdauungsproblemen, Magenbeschwerden und er regt den Gallenfluss an.

Anwendung

Das Kraut wird als Tee eingesetzt, findet überwiegend als Küchenkraut Verwendung.

BERTRAM

Hildegard von Bingen setzte Bertram fast als Allheilmittel ein.
„...Und auf welche Weise er immer gegessen wird, trocken oder in einer Speise, ist er nützlich und gut sowohl für den kranken als auch für den gesunden Menschen."

Aus heutiger Sicht

Bertram wirkt bei Verstopfung und ist nervenstärkend.

Anwendung

Die Bertramwurzel wird meistens als Pulver verwendet.
Aber auch als Tee, Tinktur und in Salben kann man den scharfen Bertram einsetzen.
Bertramkraut bringt Schärfe ins Essen und verbreitet seine Wirkung am besten, wenn es in den Speisen gekocht wird. So kann Bertram in Soßen und Suppen verarbeitet werden.

(Wenn Hildegard von Bingen den Bertram nicht für die tägliche Ernährung und als Heilkraut empfohlen hätte, wäre das Kraut völlig in Vergessenheit geraten.)

BOCKSHORNKLEE

Hildegard von Bingen setzte Bockshornklee als Weinansatz bei Fieber ein. „Und ein Mensch, der Fieber hat, die ihm oft den Schweiß austreiben und den das Essen anwidert … der nehme das Kraut vom Bockshornklee im Sommer und erwärme seinen Samen in Wein und trinke dies oft warm im nüchternen Zustand und es wird ihm besser gehen."

Aus heutiger Sicht

Bockshornklee wirkt gegen Appetitlosigkeit und bei Fieber.

Anwendung

Von dem Kraut wird der Samen verwendet und zu Tee verarbeitet.

BOHNENKRAUT

Hildegard von Bingen setzte das Bohnenkraut bei Gicht ein.
„... Aber ein Mensch, der von Gicht geplagt wird, so dass seine Glieder ständig bewegt werden, der pulverisiere Bohnenkraut, … mische er dieses Pulver gleichzeitig in Honigwürze, und er trinke dies oft nach dem Essen, und es wird ihm besser gehen.“

Aus heutiger Sicht

Bohnenkraut hilft bei Verdauungsproblemen und gegen Blähungen.

Anwendung

Das Kraut wird vor allem als Küchenkraut, bei fetthaltigen und schweren Speisen verwendet.

ENZIAN

Hildegard von Bingen setzte Enzian pulverisiert und in Wein gegen Herzbeschwerden und Magenbeschwerden ein.
„Wer Schmerz des Herzens leidet, … der pulverisiere Enzian, und er esse dieses Pulver in Suppen, und es stärkt sein Herz. Aber auch wer Fieber im Magen hat, der trinke oft von diesem Pulver in warmem Wein, der durch erhitzten Stahl erwärmt wurde, und sein Magen wird vom Fieber gereinigt werden."

Aus heutiger Sicht

Enzian wirkt gegen Völlegefühl, Blähungen, Magen- und Darmbeschwerden und zur Vorbeugung gegen Erkältungskrankheiten.

Anwendung

Man kann die Enzianwurzel als Tee oder als Tinktur trinken.

Achtung!

Enzian sollte man nicht bei bestehendem Bluthochdruck einsetzen.

FENCHEL

Hildegard von Bingen empfahl den Fenchel bei Verdauungsbeschwerden und gegen Melancholie.
„… Denn wer Fenchel oder seinen Samen täglich nüchtern ißt, der vermindert den üblen Schleim oder die Fäulnisse in sich, und er unterdrückt den üblen Geruch seines Atems, und er bringt seine Augen zu klarem Sehen, von guter Wärme und von guten Kräften. … Sogar ein Mensch, den die Melancholie plagt, der zerstoße Fenchel zu Saft, und er salbe damit oft Stirn, Schläfen, Brust und Magen, und die Melancholie in ihm wird weichen.“

Aus heutiger Sicht

Fenchel hilft gegen leichte Bauch- und Magenschmerzen, Blähungen, Verdauungsstörungen, Brechreiz, Kreuzschmerzen und Erkältungskrankheiten.

Anwendung

Fenchel lindert Beschwerden, wenn man seinen Samen als Tee zubereitet.

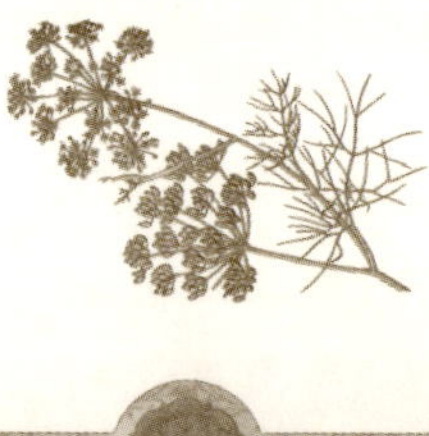

GALGANT

Hildegard von Bingen hielt Galgant für das „Gewürz des Lebens" und verwendet ihn als Pulver gegen Fieber, gegen Rücken- und Herzschmerzen und zur Förderung der Verdauung.
„... Ein Mensch, der ein hitziges Fieber in sich hat, pulverisiere Galgant und trinke dieses Pulver in Quellwasser ... Und wer im Rücken oder in der Seite wegen üblen Säften Schmerzen hat, der siede Galgant in Wein und trinke ihn oft warm ... Und wer Herzweh hat und wer im Herz schwach ist, der esse bald genügend Galgant, und es wird ihm besser gehen."

Aus heutiger Sicht

Galgant wirkt gegen saures Aufstoßen, Magen- und Darmbeschwerden, Herzschwäche und allgemeine Schwächezustände.

Anwendung

Galgant ist ein Verwandter des Ingwers und wird wie dieser in der Küche verwendet. Die Wurzel kann aber auch als Tee gegen oben genannte Beschwerden zubereitet werden.

INGWER

Hildegard von Bingen setzte Ingwer überwiegend gegen „trübe Augen" und Magen-Darm-Beschwerden ein.
„... wer trübe Augen hat, der pulverisiere Ingwer und binde dieses Pulver in ein Tuch und lege es in Wein, damit der Wein davon dunkel wird, und nachts, wenn er schlafen geht, streiche er um die Augenlider und Augen von diesem Wein. Aber auch wer unter Verstopfung im Magen und Bauch leidet, der pulverisiere Ingwer und mische dieses Pulver mit ein wenig Saft von Ochsenzunge."

Aus heutiger Sicht

Ingwer hilft gegen Magen- und Darmbeschwerden, Übelkeit, saures Aufstoßen, allgemeine Schwächezustände und Niedergeschlagenheit.

Anwendung

Die Wurzel kann aber auch als Tee gegen oben genannte Beschwerden zubereitet werden.

KERBEL

Hildegard von Bingen empfahl die Einnahme von Kerbel für „Bruchwunden der Eingeweide“ und bei Krätze. „… Zerstoße also Kerbel und beim Ausdrücken seines Saftes gieße ihn in Wein, und gib es dem zu trinken, der Bruchwunden der Eingeweide hat … ein Mensch der an Krätze leidet, der nehme Kerbel, und dies koche er in Wasser. Nachdem er das Wasser ausgedrückt hat und es durch ein Tuch geseiht hat, gieße er es in eine Pfanne, und er gebe etwas frischen Weihrauch und Schwefel bei, und er füge mehr frisches Schweinefett bei als das eben genannte. Und er lasse es gleichzeitig in einer Pfanne über dem Feuer ein wenig wie eine Salbe eindicken. Und mit der Salbe reibe sich der Leidende um die Geschwüre ein. Dies aber tue er während fünf Tagen, und die Haut und sein Fleisch werden davon durchdrungen. Und nachher wasche sich derselbe Leidende im Bach ab, damit dieser Schleim und der Gestank von ihm entfernt werde.“

Aus heutiger Sicht

Kerbel wirkt entschlackend, verdauungsfördernd und wundheilend.

Anwendung

Kerbel ist vorwiegend als Küchenkraut einsetzbar, aber auch als Tee und Wein kann er gegen Beschwerden eingenommen werden.

KNOBLAUCH

Hildegard von Bingen setzte den Knoblauch zur Stärkung ein. „... Für Gesunde und Kranke ist er heilsam zu essen... Und er muss roh gegessen werden, denn wer ihn kochen würde, machte daraus sozusagen verdorbenen Wein. ... Aber er soll mäßig gegessen werden, damit das Blut im Menschen nicht übermäßig erwärmt werde."

Aus heutiger Sicht

Hilft gegen Arteriosklerose und Verstopfung, ist appetitanregend, antibakteriell und verdauungsfördernd.

Anwendung

Die Knoblauchknolle ist ein Allroundmittel und wirkt am besten, wenn man die Zehen roh verzehrt.

MEISTERWURZ

Hildegard von Bingen setzte Meisterwurz bei Fieber ein.
„ … Denn wer Fieber hat, welcher Art es auch sei, der nehme Meisterwurz und zerstoße sie mäßig, und wenn sie zerstoßen oder zerrieben ist, gieße er einen halben Becher Wein über diese Meisterwurz, und so lasse er das über Nacht stehen, und am Morgen gieße er wiederum Wein dazu, und so trinke er nüchtern, und das während drei Tagen oder fünf Tagen, und er wird geheilt werden."

Aus heutiger Sicht

Meisterwurz wirkt beruhigend, schleimlösend und hilft gegen Bronchitis, Magenbeschwerden und Fieber.

Anwendung

Aus dem Kraut kann man einen Tee kochen oder es als Tinktur verwenden.

(Erst als Hildegard von Bingen und ihre Kräutermedizin wiederentdeckt wurden, stieg auch wieder das Interesse an der Meisterwurz, die von Hildegard sehr geschätzt wurde.)

MELISSE

Hildegard von Bingen empfahl die Melisse bei Augenbeschwerden.
„ … Aber wem das Weiße im Auge wächst, der reiße sie mit der Wurzel aus der Erde, und die eben entwurzelte Pflanze lege er über Nacht in das Wasser einer sprudelnden Quelle, und dann erwärme er die Pflanze in einer Schüssel, nachdem sie aus dem Wasser genommen ist. Und so warm lege er sie auf jenes Auge. Und dies tue er während drei Nächten, und das Weiße in seinem Auge wird geheilt werden und verschwinden."

Aus heutiger Sicht

Die Melisse hilft gegen Magen- und Darmbeschwerden, Blähungen, nervöse Unruhe und Erschöpfung.

Anwendung

Das Kraut wird als Tee getrunken und auch als Küchenkraut eingesetzt.

PETERSILIE

Hildegard von Bingen setzte Petersilie gegen Fieber sowie Herz-, Milz- und Magenbeschwerden ein.
„… Und sie ist für den Menschen besser und nützlicher roh als gekocht zu essen. Und gegessen mildert sie die Fieber, die den Menschen nicht erschüttern, sondern leicht berühren. … Aber wer im Herz oder in der Milz oder in der Seite Schmerzen hat, der koche Petersilie in Wein und füge etwas Essig und genug Honig bei."

Aus heutiger Sicht

Petersilie wirkt verdauungsfördernd, harntreibend und krampflösend.

Anwendung

Das Kraut kann als Tee oder wahlweise auch als Tinktur verwendet werden. Auch als Küchenkraut verfehlt die Petersilie nicht ihre Heilwirkung.

QUENDEL (GARTENTHYMIAN)

Hildegard von Bingen setzte Quendel gegen Krätze ein.
„... Aber wer die kleine Krätze, das heißt den kleinen Grind hat, der zerstoße Quendel mit frischem Fett, und so mache er daraus eine Salbe, und er salbe sich damit, und er wird die Gesundheit erlangen."

Aus heutiger Sicht

Hilft gegen Beschwerden der Atmungsorgane, Erkältungskrankheiten, ist schleimlösend und außerdem verdauungsfördernd.

Anwendung

Das Kraut wird zu Heilzwecken als Tee getrunken und als Tinktur angewendet.

Achtung!

Quendel sollte nicht in großen Mengen in der Schwangerschaft verwendet werden.

QUITTE

Hildegard von Bingen setzte die Quitte gegen Gichtbeschwerden ein. „… aber gekocht oder gebraten ist sie dem Kranken und dem Gesunden sehr bekömmlich. Denn wer gichtkrank ist, esse oft diese Frucht gekocht und gebraten, und sie unterdrückt die Gicht in ihm so, dass diese weder seine Sinne abstumpft noch seine Glieder bricht, noch sie hilflos lässt."

Aus heutiger Sicht

Quitte hilft bei Erkältungskrankheiten, Sodbrennen und Magen-Darm-Beschwerden.

Anwendung

Aus den Quittensamen kann man Tee zubereiten. Die Frucht kann zu Mus oder Saft verarbeitet werden.

RETTICH

Hildegard von Bingen setzte den Rettich zur Verminderung der „schädlichen Säfte der Eingeweide“ ein. „… Und roh gegessen reinigt er das Gehirn und vermindert die schädlichen Säfte der Eingeweide. Denn wenn ein starker und fetter Mensch Rettich isst, heilt er ihn und reinigt ihn innerlich.“

Aus heutiger Sicht

Rettich wirkt harntreibend, blutreinigend, appetitanregend und verdauungsfördernd.

Anwendung

Rettich entfaltet seine Wirkung bereits, wenn man ihn roh isst. Aus den getrockneten Rettichblättern kann Tee zubereitet werden.

RINGELBLUME

Hildegard von Bingen empfahl bei Vergiftungen des Magens die Ringelblume. „… Denn wer Gift isst oder wem es verabreicht wurde, der koche Ringelblume in Wasser, und nach Ausdrücken des Wassers lege er sie so warm auf seinen Magen, und sie erweicht das Gift, und es wird von ihm ausgeschieden."

Aus heutiger Sicht

Die Ringelblume hilft gegen Magen- und Darmbeschwerden, Entzündungen und kleineren Wunden.

Anwendung

Innerlich kann man die Ringelblume als Tee, in Mischtees oder als Tinktur einnehmen. Der Ringelblumen-Tee kann auch als Umschlag, für Waschungen und als Bad Anwendung finden. Auch mit verdünnter Ringelblumen-Tinktur kann man Einreibungen vornehmen und Umschläge machen.

SALBEI

Hildegard von Bingen setzte Salbei gegen die „kranken Säfte" und „stinkenden Atem" ein.
„ .... Nimm aber Salbei und pulverisiere ihn, und iss dieses Pulver mit Brot, und es vermindert den Überfluss der schlechten Säfte in dir. ... Aber wenn jemand Überfluss an Schleim hat oder wenn jemand stinkenden Atem hat, dann koche er Salbei in Wein, und dann seihe er es durch ein Tuch, und so trinke er oft, und die schlechten Säfte und der Schleim in ihm werden vermindert."

Aus heutiger Sicht

Salbei hilft gegen Magen- und Darmbeschwerden, Blähungen, innere Hitze, Schwitzen und bei Bronchitis.

Anwendung

Salbei ist ein bekanntes Küchengewürz, kann aber auch als Tee und Wein eingesetzt werden.

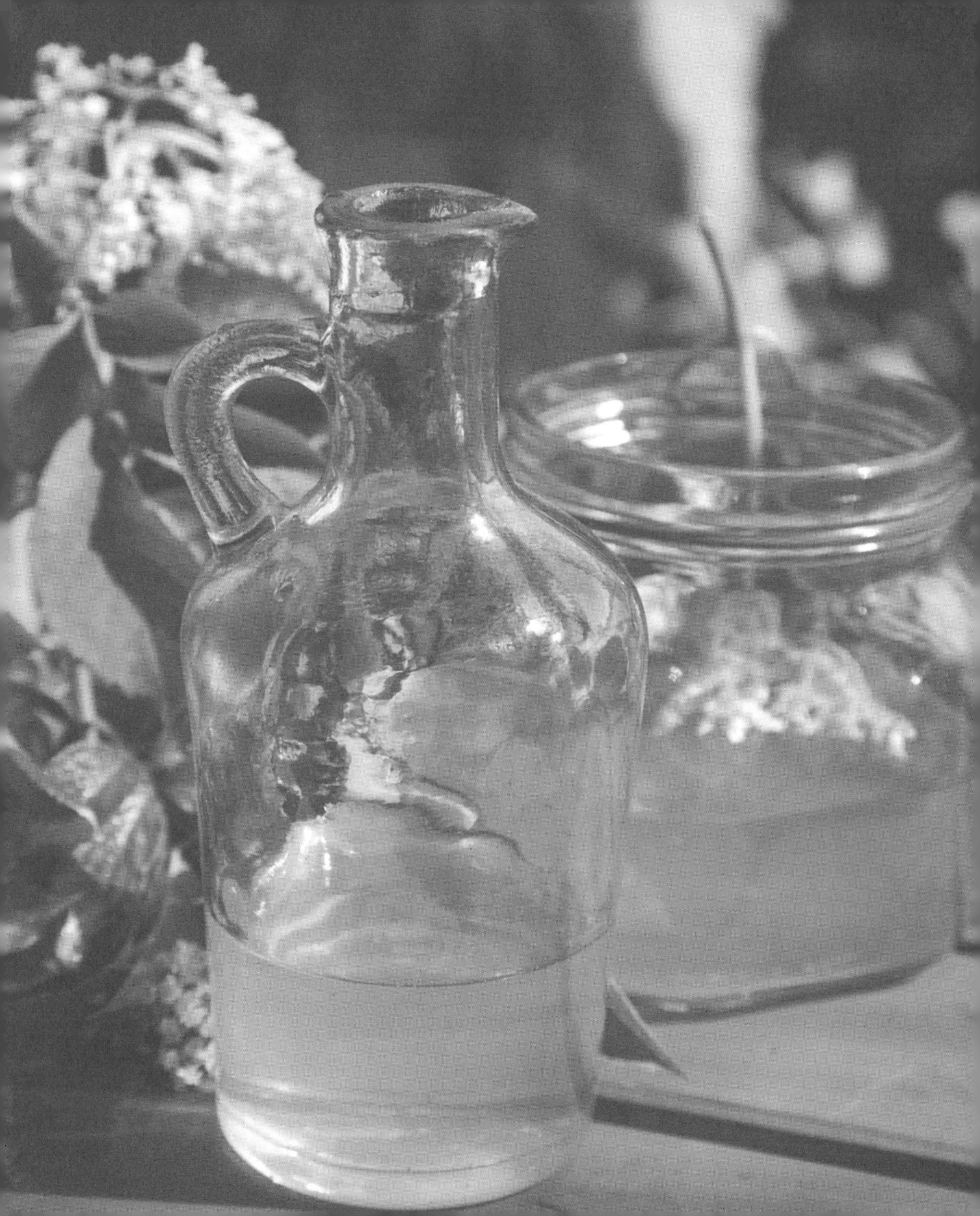

SCHAFGARBE

Hildegard von Bingen setzte die Schafgarbe überwiegend gegen Wunden ein. „… sie hat gesonderte und feine Kräfte für Wunden…, wäscht man nachher die Wunde mit Wein, und es soll in Wasser mäßig gekochte Schafgarbe, nachdem das Wasser ausgepresst wurde, so warm über jenes Tuch leicht gebunden werden, das auf der Wunde liegt. Und so nimmt sie der Wunde die Fäulnis und die Schwären, das heißt das Geschwür, und sie heilt die Wunde."

Aus heutiger Sicht

Die Schafgarbe wirkt blutreinigend und krampflösend, sie hilft bei Ekzemen und dient zur Wundheilung.

Anwendung

Schafgarbe kann man als Tee oder Tinktur anwenden. In diesen Zubereitungsformen eignet sie sich für die innere und äußere Anwendung.

SELLERIE

Hildegard von Bingen setzte die Sellerieknolle zur Verdauungsförderung und gegen Gicht ein.

„… Gekocht aber schadet er dem Menschen nicht beim Essen, sondern verschafft ihm gesunde Säfte. Wer aber von Gicht so geplagt wird, dass seine Glieder zittern, der pulverisiere Selleriesamen und füge dem zu einem Drittel Weinraute bei und auch von der Muskatnuss und weniger Steinbrech als Gewürznelken. Und dies alles mache er zu Pulver, und er esse sowohl nüchtern wie auch nach dem Essen dieses Pulver, und die Gicht wird von ihm weichen, weil es das beste Mittel gegen Gicht ist."

Aus heutiger Sicht

Sellerie wirkt blutreinigend, harntreibend, verdauungsfördernd und hilft bei Appetitlosigkeit und Erschöpfung.

Anwendung

Sowohl der Knollensellerie als auch der Stangensellerie entfalten ihre Heilkraft durch den Verzehr. Der Selleriesamen kann als Tee zubereitet werden.

TAUSENDGÜLDENKRAUT

Hildegard von Bingen setzte das Kraut gegen Gicht und zur Heilung „gebrochener Knochen" ein.
„Ein Vergichter trinke oft Tausendgüldenkraut in einem Wein und die Gicht in ihm wird vergehen. Wem ein Knochen und ein Bein des Körpers irgendwo gebrochen wurde, dann trinke er oft das Pulver von Tausendgüldenkraut oder dessen Wurzel, vermischt mit Wein oder Wasser und der gebrochene Knochen wird zusammengeleimt."

Aus heutiger Sicht

Hilft gegen Magen- und Darmbeschwerden, Gallenleiden, saures Aufstoßen und Gicht.

Anwendung

Das Kraut kann als Tee und als Kaltauszug eingesetzt werden.

Achtung!

Tausendgüldenkraut sollte nicht bei Magengeschwüren und Zwölffingerdarmgeschwüren angewendet werden.

WERMUT

Hildegard von Bingen setzte Wermut gegen Erschöpfung und Kopfschmerzen ein. „Der Wermut ist der wichtigste Meister gegen alle Erschöpfungen. Von seinem Saft gieße genügend in warmen Wein, und den Kopf des Menschen, wenn er schmerzt, befeuchte ganz bis zu den Augen und bis zu den Ohren und bis zum Nacken, und dies sollst du abends tun, wenn du schlafen gehst, und bedecke den ganzen Kopf mit einem wollenen Hut bis zum Morgen, und es unterdrückt den Schmerz des geschwollenen Kopfes …“

Aus heutiger Sicht

Hilft gegen Magen- und Darmbeschwerden, Blähungen und bei Verdauungsschwäche.

Anwendung

Wermut kann man wahlweise als Tee oder als Tinktur anwenden.

Achtung!

Wermut sollte nicht bei Magen- und Darmgeschwüren angewendet werden. Auch in der Schwangerschaft sollte man auf Wermut verzichten.

ZWIEBEL

Hildegard von Bingen empfahl die Zwiebel gegen Fieber und Gicht.
„... für solche die an Schüttelfrösten leiden oder Fieber oder Gicht haben, ist sie gekocht (besonders) gut."

Aus heutiger Sicht

Zwiebel hilft gegen Erkältungskrankheiten, Verstopfung, Arteriosklerose, Bluthochdruck und Insektenstiche.

Anwendung

Die Zwiebel wirkt als Heilmittel in unterschiedlichsten Zubereitungen. Sie kann gekocht und roh verzehrt, aber auch für Umschläge und als Saft eingesetzt werden.

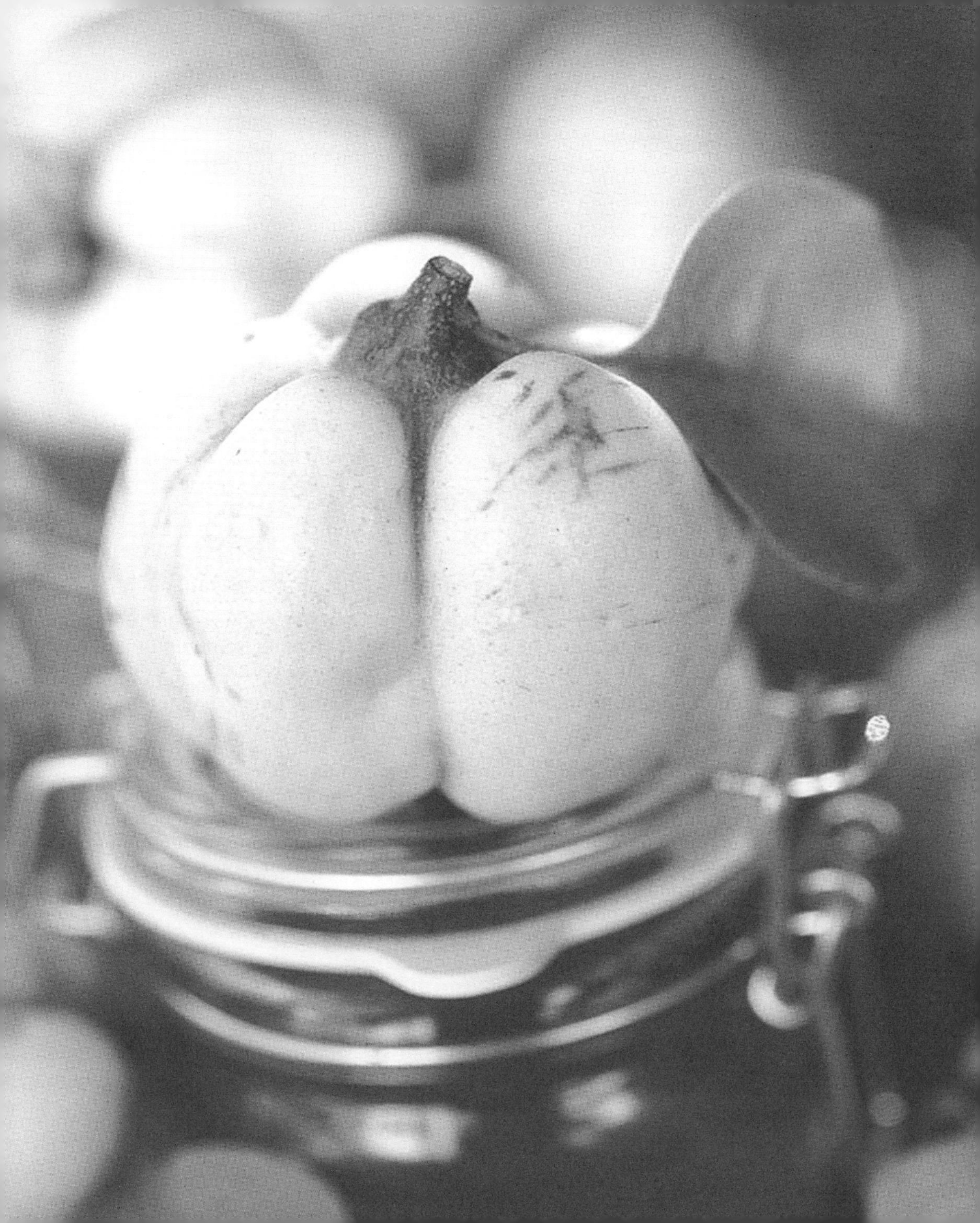

Heilkräuter spielten in der Heilkunst der Hildegard von Bingen wie bereits erwähnt eine große Rolle. Leicht greifen wir heute nach pharmazeutischen Präparaten, die gegen allerlei „Zipperlein“ frei verkäuflich in der Apotheke erhältlich sind.

In jeder Packung dieser Präparate findet sich ein riesiger Beipackzettel, der auf mögliche Risiken und Nebenwirkungen hinweist. Aber ist das wirklich wünschenswert?

Es macht doch wirklich nicht so viel Arbeit, einen Tee oder eine Tinktur herzustellen. Oftmals haben wir die Kräuter in unserem Kräutertopf auf dem Balkon oder im Garten stehen und brauchen das entsprechende Kraut dort nur abzuschneiden.

Frische Kräuter sind in ihrer Heilwirkung besonders intensiv, aber Sie können sich auch einen Vorrat an getrockneten Kräutern anlegen. Wenn Sie die Kräuter in frischem Zustand erwerben, ist es ganz leicht, diese nach vorheriger Reinigung zu trocknen und in verschraubbaren Gläsern aufzuheben. Viele Kräuter sind heute auch in gut sortierten Apotheken erhältlich.

HILDEGARDS NATURMEDIZIN

HEILREZEPTE FÜR DIE INNERE UND ÄUSSERE ANWENDUNG

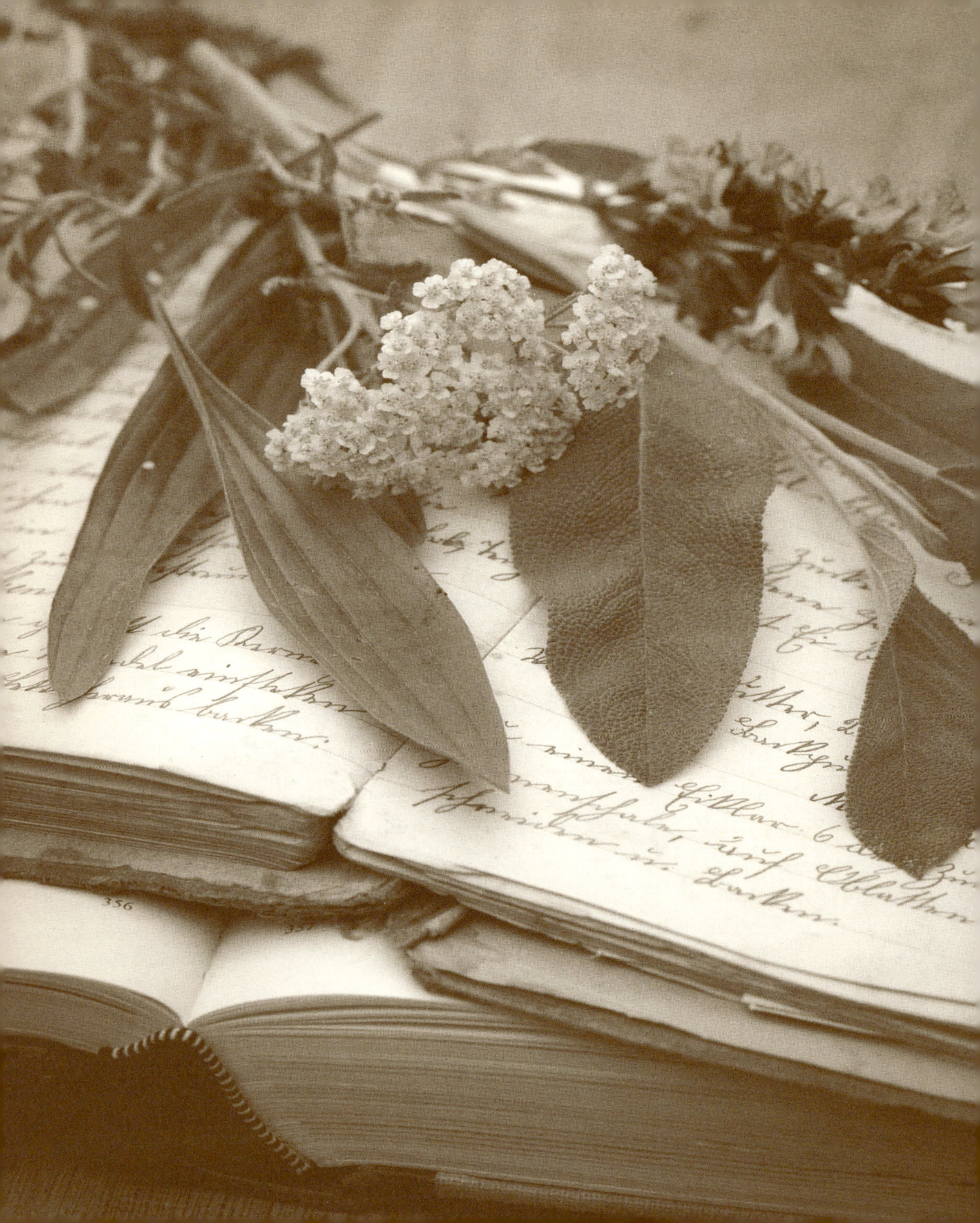
356

ATEMWEGSERKRANKUNGEN

Bei Husten und Halsschmerzen hilft Salbeitee

Zubereitung und Anwendung

2 TL getrocknete oder frische Blätter Salbei mit heißem Wasser übergießen und nach 10 Minuten durch ein Sieb gießen. 2- bis 3-mal täglich je 1 Tasse trinken.

oder Alant-Tee

Zubereitung und Anwendung

1 TL klein geschnittene Alant-Wurzel mit einer Tasse kochendem Wasser übergießen. 15 Minuten ziehen lassen und durch ein Sieb gießen. Bei Husten 2- bis 4-mal täglich 1 Tasse mit Honig gesüßt trinken.

ERKÄLTUNG, KOPF- UND GLIEDERSCHMERZEN

Bei Erkältungskrankheiten hilft Melissen-Tee

Zubereitung und Anwendung

1 EL Melissenblätter mit einer Tasse kochendem Wasser übergießen und etwa 5 Minuten ziehen lassen. Danach durch ein Sieb gießen. Bis zu 2 Tassen täglich trinken.

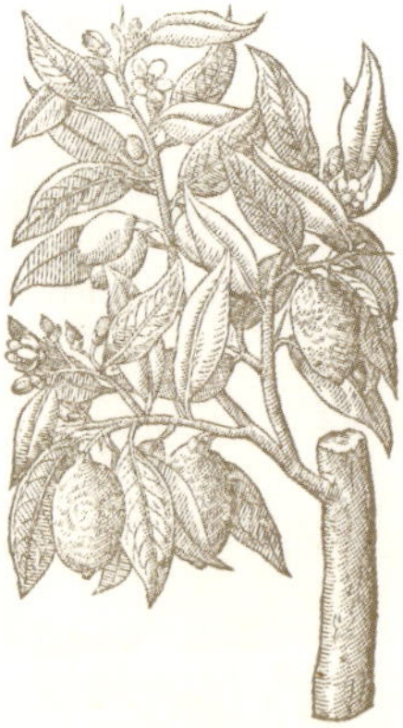

HAUTERKRANKUNGEN

Bei akuten Hautreizungen hilft Ringelblume

Hier hilft ein Tee zur äußerlichen Anwendung.

Zubereitung und Anwendung

1 Handvoll Ringelblumenblüten in ½ l kaltem Wasser ziehen lassen. Danach zum Kochen bringen und 15 Minuten leise köcheln lassen. Durch ein Sieb gießen und die Kompressen mit der Flüssigkeit getränkt auf die Hautreizung legen.

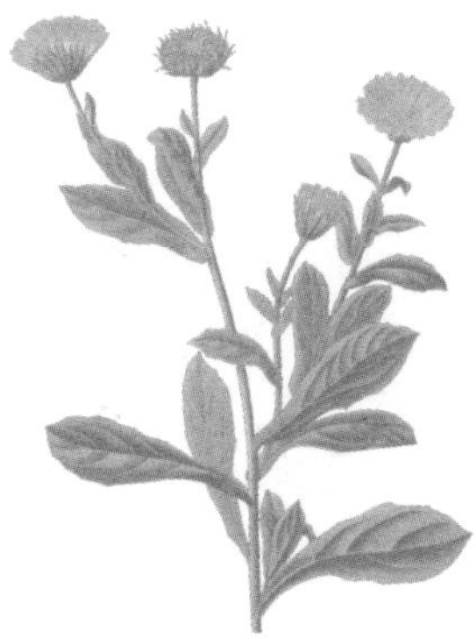

Gegen Ekzeme hilft Schafgarbe

Dafür hilft eine Tinktur zur äußerlichen Anwendung.

Zubereitung und Anwendung

Für die Tinktur nimmt man Schafgarben-Blüten oder das ganze Kraut sowie Doppelkorn oder Weingeist, die Menge richtet sich nach der Größe des Gefäßes.

Die gereinigten Kräuter zur Hälfte in ein Schraubdeckel-Glas füllen. Den Doppelkorn über das Kraut gießen, bis es vollständig bedeckt ist. Das Glas verschließen und an einem warmen Ort 4–6 Wochen ziehen lassen. Während dieser Zeit wird die Tinktur immer dunkler.

Dann die Flüssigkeit in ein zweites sauberes, aber dunkles Glas filtern (Kaffeefilter). Das Glas verschließen und die fertige Tinktur mit einem Etikett (mit Inhalt und Datum) versehen. Diese Tinktur ist etwa 12 Monate haltbar. Sie eignet sich für Kompressen, verdünnt für Waschungen und Teilbäder und man kann sie auch pur direkt auf die betroffenen Hautareale auftragen.

Gegen Hautentzündungen hilft Quitte

Zubereitung und Anwendung

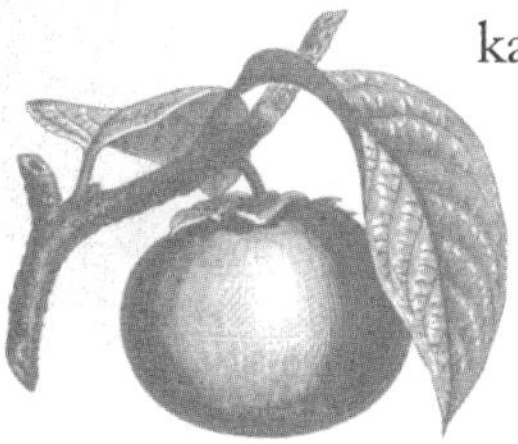

1 EL Quittenkerne für 10–12 Stunden in 100 ml kaltem Wasser ziehen lassen. Dadurch entsteht der sogenannte Quittenschleim, der äußerlich aufgetragen bei Entzündungen, Wunden, rissiger Haut und Sonnenbrand helfen kann.

Dieser Schleim wird auch gegen Wundliegen verwendet.

Gegen Warzen kann Knoblauch helfen

Zubereitung und Anwendung

Aufgeschnittene Knoblauchzehen in Scheiben mit einem Pflaster auf die Stelle mit der Warze kleben und über Nacht einwirken lassen. Jeden Abend wiederholen, bis die Warze verschwunden ist.

KOPFSCHMERZEN

Migräne

Bei Migräne ist ein Tee in der anfänglichen Schmerzphase hilfreich.

Zubereitung und Anwendung

Dieser Tee ist eine Mischung aus:

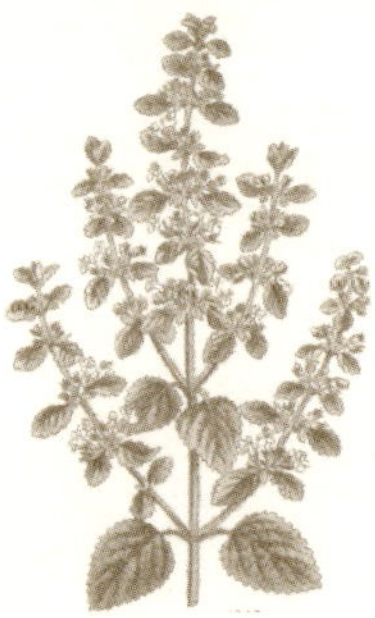

10 g Melissenkraut
30 g Mädesüßkraut
30 g Weidenrinde
10 g Baldrianwurzel
10 g Lavendelblüten
10 g Lindenblüten

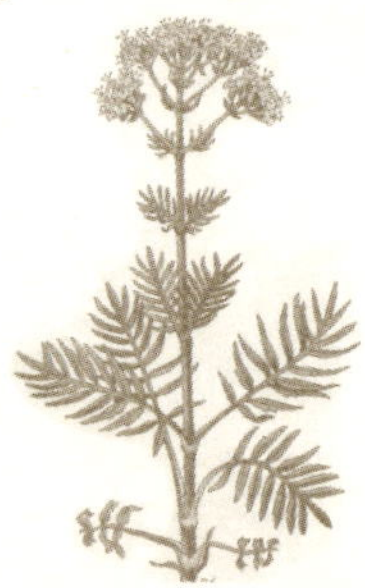

1 EL Teemischung pro Tasse mit kochendem Wasser überbrühen und 10–15 Minuten ziehen lassen. Den Tee filtern und in kleinen Schlucken trinken.
Gegen die Übelkeit kann man dazu eine dünne Scheibe frischen Ingwer gründlich kauen.

Gegen Spannungskopfschmerzen hilft Schafgarbe

Zubereitung und Anwendung

1 TL getrocknetes Schafgarbenkraut mit 250 ml kochendem Wasser begießen und 5 Minuten ziehen lassen.

Der abgeseihte Tee soll heiß in kleinen Schlucken getrunken werden. Bei einer Teekur trinkt man bis zu 5 Tassen über den Tag verteilt.

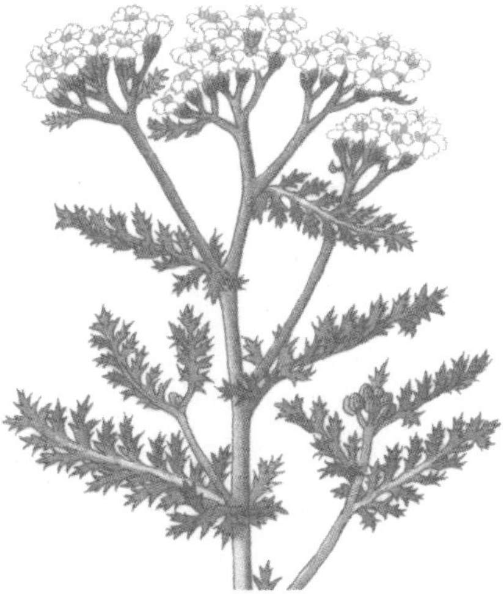

MAGEN-DARM-BESCHWERDEN

Bei nervösem Magen und Blähungen

Hier hilft folgende Teemischung:

Zubereitung und Anwendung

30 g zerstoßene Fenchelfrüchte
30 g zerstoßene Kümmelfrüchte
30 g Baldrianwurzel, getrocknet und klein gehackt
15 g Melissenblätter
15 g Kamillenblüten

2 TL der Kräutermischung mit 250 ml kochendem Wasser übergießen und 10 Minuten ziehen lassen. Danach filtern und nach Bedarf 2 bis 3 Tassen täglich trinken.

Gegen Hautentzündungen hilft Quitte

Zubereitung und Anwendung

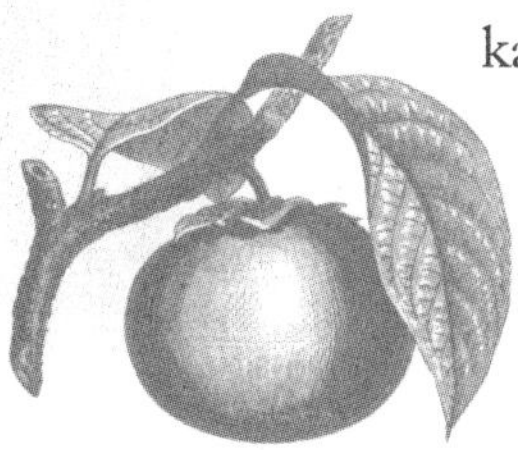

1 EL Quittenkerne für 10–12 Stunden in 100 ml kaltem Wasser ziehen lassen. Dadurch entsteht der sogenannte Quittenschleim, der äußerlich aufgetragen bei Entzündungen, Wunden, rissiger Haut und Sonnenbrand helfen kann.

Dieser Schleim wird auch gegen Wundliegen verwendet.

Gegen Warzen kann Knoblauch helfen

Zubereitung und Anwendung

Aufgeschnittene Knoblauchzehen in Scheiben mit einem Pflaster auf die Stelle mit der Warze kleben und über Nacht einwirken lassen. Jeden Abend wiederholen, bis die Warze verschwunden ist.

KOPFSCHMERZEN

Migräne

Bei Migräne ist ein Tee in der anfänglichen Schmerzphase hilfreich.

Zubereitung und Anwendung

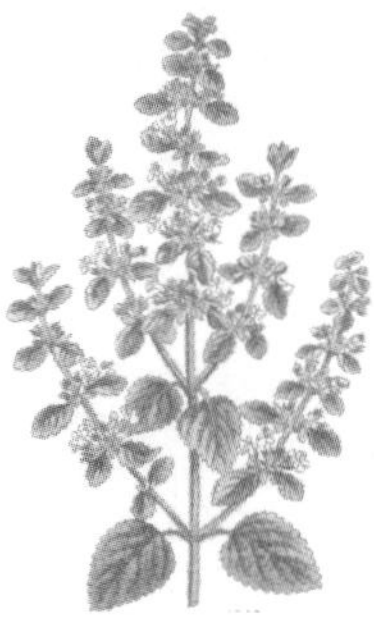

Dieser Tee ist eine Mischung aus:

10 g Melissenkraut
30 g Mädesüßkraut
30 g Weidenrinde
10 g Baldrianwurzel
10 g Lavendelblüten
10 g Lindenblüten

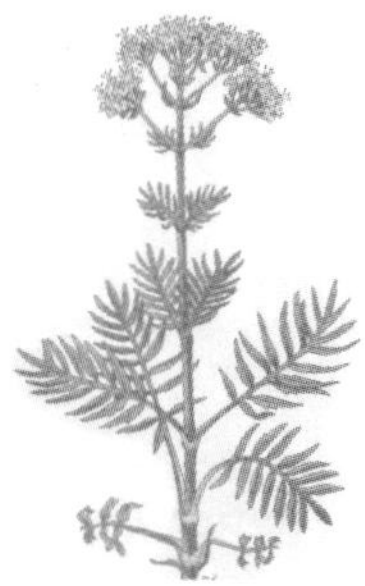

1 EL Teemischung pro Tasse mit kochendem Wasser überbrühen und 10–15 Minuten ziehen lassen. Den Tee filtern und in kleinen Schlucken trinken.

Gegen die Übelkeit kann man dazu eine dünne Scheibe frischen Ingwer gründlich kauen.

Gegen Spannungskopfschmerzen hilft Schafgarbe

Zubereitung und Anwendung

1 TL getrocknetes Schafgarbenkraut mit 250 ml kochendem Wasser begießen und 5 Minuten ziehen lassen.

Der abgeseihte Tee soll heiß in kleinen Schlucken getrunken werden. Bei einer Teekur trinkt man bis zu 5 Tassen über den Tag verteilt.

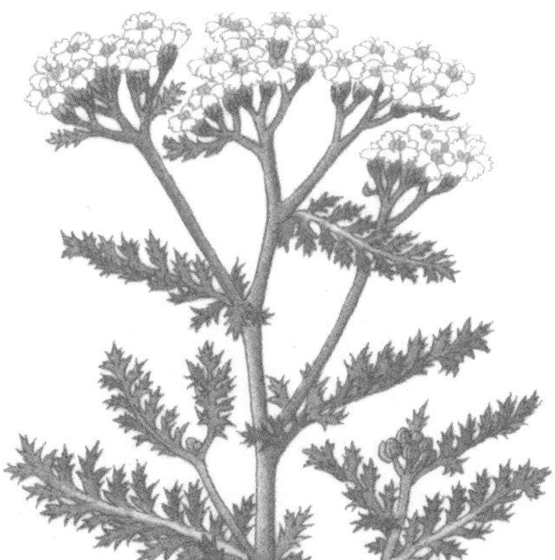

MAGEN-DARM-BESCHWERDEN

Bei nervösem Magen und Blähungen

Hier hilft folgende Teemischung:

Zubereitung und Anwendung

30 g zerstoßene Fenchelfrüchte
30 g zerstoßene Kümmelfrüchte
30 g Baldrianwurzel, getrocknet und klein gehackt
15 g Melissenblätter
15 g Kamillenblüten

2 TL der Kräutermischung mit 250 ml kochendem Wasser übergießen und 10 Minuten ziehen lassen. Danach filtern und nach Bedarf 2 bis 3 Tassen täglich trinken.

Bei Beschwerden des Verdauungstraktes hilft Kerbel

Kerbeltee

Zubereitung und Anwendung

1 EL getrocknete Kerbelblätter mit 250 ml kochendem Wasser übergießen und 10 Minuten ziehen lassen, filtern und in kleinen Schlucken trinken.

Kerbelschnaps

Zubereitung und Anwendung

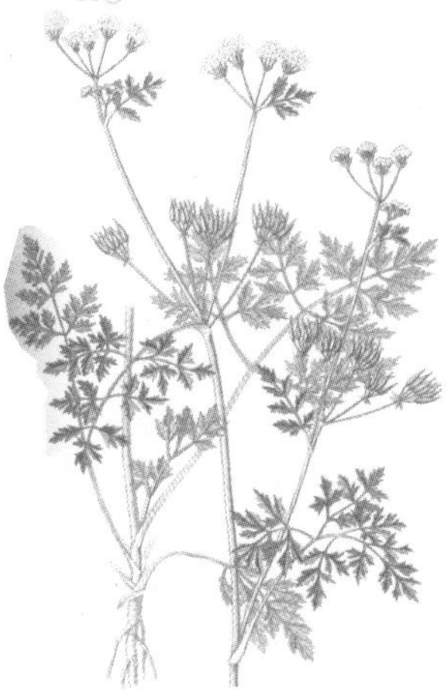

1 Handvoll frischen Kerbel in ein weithalsiges Glas (Flasche) geben und mit 1 l klarem Schnaps übergießen. So lange stehen lassen, bis die Flüssigkeit eine kräftig grüne Farbe erreicht. Den Schnaps filtern und in eine neue Flasche abfüllen. Täglich 1 Schnapsglas trinken.

Zur Stärkung des Verdauungs- und Immunsystems hilft Knoblauch

Zur Linderung der Beschwerden kann eine Knoblauchtinktur helfen.

Zubereitung und Anwendung

Etwa 40–50 Knoblauchzehen schälen und mit 1 l gutem, mindestens 40–50 %igen Schnaps ansetzen und in die Sonne, bzw. an einen warmen, hellen Ort stellen. Zur Anregung der Verdauung jeweils 1 Stunde vor dem Essen 10 Tropfen einnehmen.

Gegen Gastritis kann Enzian-Tee helfen

Zubereitung und Anwendung

½ TL Enzianwurzel mit einer Tasse kochendem Wasser übergießen und 10 Minuten ziehen lassen. Danach filtern und in kleinen Schlucken trinken.

HERZ-KREISLAUFSYSTEM

Petersilie-Honig-Wein

Zubereitung und Anwendung

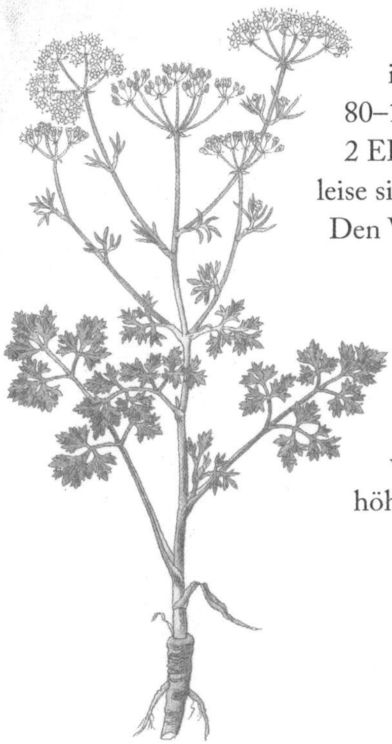

10 Stängel frische Petersilie mit Blättern in 1 l Weißwein 5 Minuten köcheln lassen. 80–150 g Honig (Menge nach Geschmack) und 2 EL Essig dazugeben und weitere 5 Minuten leise simmern lassen.
Den Wein abschäumen und steril abfüllen.

3-mal täglich 1 Likörglas nach dem Essen trinken.

Das Mitkochen von Petersilienwurzel verstärkt die Wirkung und zieht eine erhöhte Entwässerung nach sich.

FÜR DIE ENTSPANNUNG UND FÜR DAS ALLGEMEINE WOHLBEFINDEN

Salbei

Badezusatz für eine wohltuende Wirkung auf die Nerven und bei Hautproblemen

Zubereitung und Anwendung

Aufguss von 500–1000 g Salbei in 3–4 l Wasser auf ein Vollbad.

Schafgarbe

Badezusatz zur allgemeinen Stärkung und Kräftigung sowie bei Gliederschmerzen

Zubereitung und Anwendung

Aufguss von 250–1000 g Schafgarbe in 2–3 l Wasser auf ein Vollbad.

Melisse

Badezusatz zur allgemeinen Stärkung und Kräftigung sowie für eine wohltuende Wirkung auf die Nerven

Zubereitung und Anwendung

Aufguss von 150–500 g Melissenblätter in 2–3 l Wasser auf ein Vollbad.

GEGEN SCHLAFSTÖRUNGEN

Gelöschter Wein

Zubereitung und Anwendung

½ Glas Wein bis zum Siedepunkt erhitzen. Dabei verlässt der Alkohol den Wein. Sobald Bläschen aufsteigen, einen Schuss kaltes Wasser dazugeben. Den Wein vom Herd nehmen und schluckweise trinken. Gelöschter Wein sorgt für einen erholsamen Schlaf.

Die Menschen heute sind figurbewusst, sportlich und aktiv. Bedeutet dies, dass sie auch gesund leben? Mitnichten! Schnell wird von Termin zu Termin gehetzt, nach Feierabend im Vorübergehen ein Imbiss verzehrt und schon müssen die Freizeitaktivitäten in Angriff genommen werden. Schlank ja, aber auch gesund?

Heilfasten bietet Ihnen die Möglichkeit, Ihren Körper zu entschlacken und ganz bewusst auf Fast Food zu verzichten – ohne zu hungern. Heilfasten erfordert ein gewisses Maß an Disziplin und Durchhaltevermögen. Das Fasten sollte nicht mal „eben so" erfolgen, besser ist es, sich auch zeitlich (am besten im Urlaub), physisch und psychisch darauf einzulassen.

HEILFASTEN – REGENERATION FÜR KÖRPER UND SEELE

ZIEL UND ANLEITUNG ZUM FASTEN

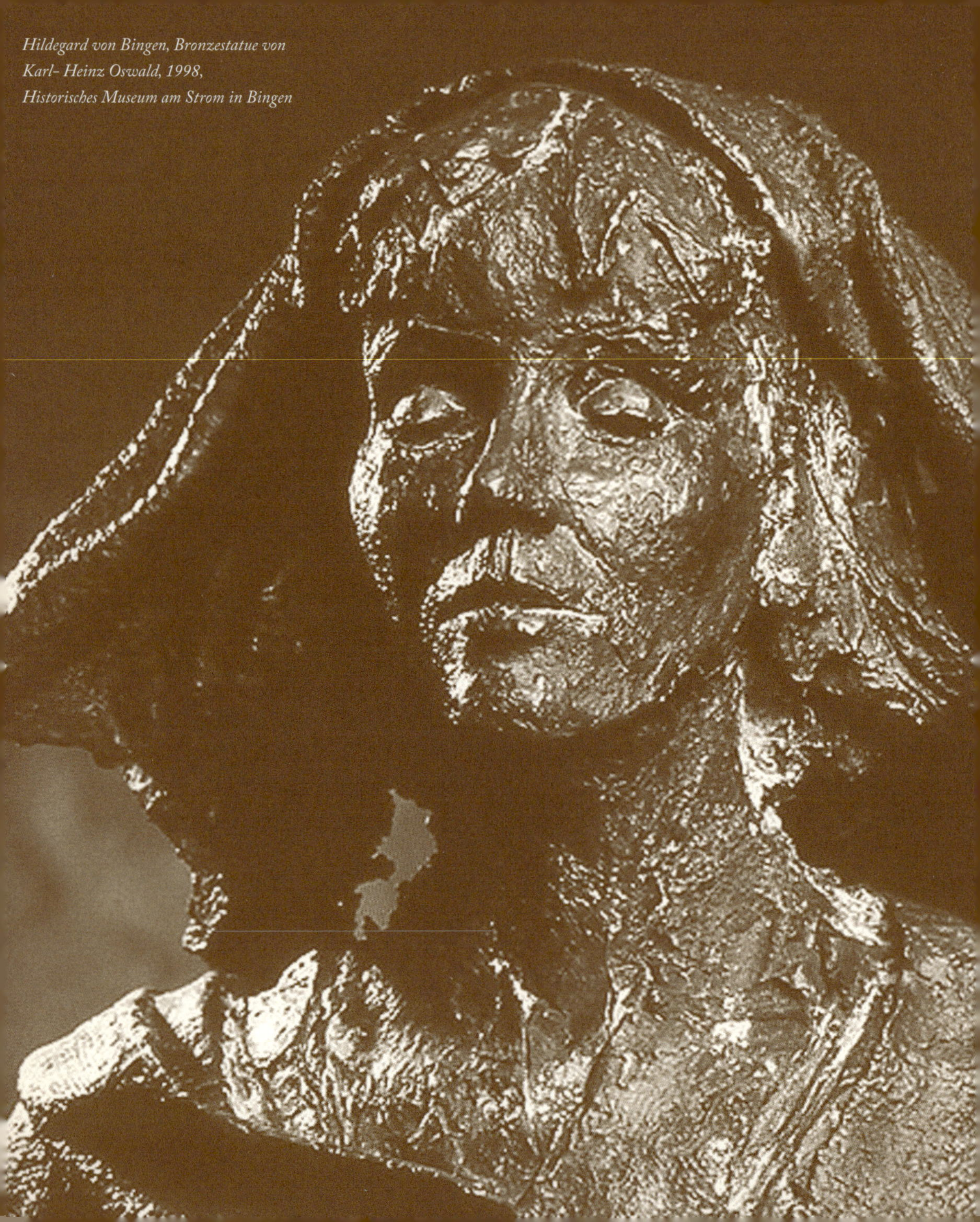

Hildegard von Bingen, Bronzestatue von Karl- Heinz Oswald, 1998, Historisches Museum am Strom in Bingen

DAS DINKELFASTEN

Die leichteste Fastenform nach Hildegard von Bingen ist das Dinkelfasten. D. h., 4–6 Wochen lang ernährt man sich 3-mal täglich von Dinkel, Obst und Gemüse. Diese Diät kann von jedem durchgehalten werden und ist einfach durchzuführen.

Die Diät

Morgens:
Habermus, Dinkelkaffee

Mittags:
Dinkelgrießsuppe oder Dinkelsuppe mit Gemüse, Dinkelsalat

Abends:
Dinkelschrotbrei, Dinkelbrot mit Butter bzw. Kräuter-Joghurt

Während des Fastens ist es wichtig, viel zu trinken. Dazu sind Wasser und Tee die besten Durstlöscher. Hildegard empfahl Folgendes gegen Durst:
„Besonders hüte sich der Mensch davor, morgens nüchtern ein Glas

Wasser zu trinken: Wenn er gesund oder krank nach dem Schlafen Durst hat, soll er Wein oder Bier trinken, und kein Wasser, weil das Wasser seinem Blut und den Säften mehr Schaden wie Hilfe bringen würde."

„Bier lässt die Fleischpartien des Menschen wachsen und verschafft dem Menschen wegen der Stärke und Güte des Gerstensaftes eine schöne Färbung seines Gesichtes."

Diese Auffassung ist aus heutiger Sicht kaum noch vorstellbar. Das Wasser im Mittelalter unterstand nicht unserem heutigen Reinheitsgebot und z. Z. von Cholera, Pest und schwarzen Pocken scheuten die Menschen das Wasser wegen der Seuchengefahr, die von ihm ausging. Der dauerhafte Genuss von Alkohol als Grundnahrungsmittel ist in unserem Alltagsleben undenkbar – nicht nur, weil wir morgens mit dem Auto zur Arbeit fahren. Aus gesundheitlichen Gründen ist von übermäßigem Alkoholgenuss abzuraten.

Während des Fastens ist es außerdem sehr wichtig, sich täglich in irgendeiner Form an der frischen Luft zu bewegen. Das macht den Kopf frei und bringt den Körper in „Schuss".

DIE ERNÄHRUNG MIT DINKEL

Für Hildegard von Bingen war Dinkel in der Ernährung besonders wichtig.

„Der Dinkel ist das beste Getreide, und er ist warm und fett und kräftig, und er ist milder als andere Getreidearten, und er bereitet dem, der ihn isst, rechtes Fleisch und rechtes Blut, und er macht frohen Sinn und Freude im Gemüt des Menschen. Und wie auch immer (die Menschen) ihn essen, sei es in Brot, sei es in anderen Speisen, er ist gut und mild. Und wenn einer so krank ist, dass er vor Krankheit nicht essen kann, dann nimm die ganzen Körner des Dinkels und koche sie in Wasser, unter Beigabe von Fett oder Eidotter, so dass man ihn wegen des besseren Geschmacks gern essen kann, und gibt das dem Kranken zu essen, und es heilt ihn innerlich wie eine gute und gesunde Salbe."

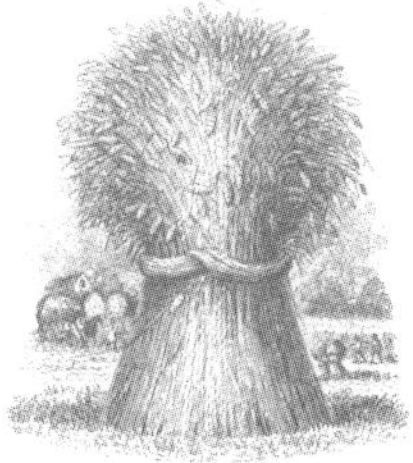

DINKELBROT

Zubereitungszeit: 20 Minuten (ohne Wartezeit) • Backzeit: 1 Stunde

Für 4 Personen

Zutaten

½ Würfel Hefe
1 TL Zucker
150 g Mehl (helles Dinkelmehl)
250 g Dinkel-Vollkornmehl
250 g Dinkel-Vollkornschrot
2 TL Salz, gehäuft
Butter für die Form

Zubereitung

Die Hefe in eine Tasse bröckeln und darin mit etwas lauwarmem Wasser glatt rühren. Dann den Zucker und etwas Mehl dazugeben und zugedeckt etwa 10 Minuten gehen lassen.

Diesen Vorteig mit allen übrigen Zutaten und 600 ml lauwarmem Wasser zu einem glatten Teig kneten. An einem warmen Ort 30 Minuten ruhen lassen.

Eine 30 cm breite Kastenform mit der Butter einfetten und den Teig einfüllen. Das Dinkelbrot auf der untersten Schiene im Backofen (nicht vorheizen) bei 220 °C etwa 1 Stunde backen lassen.

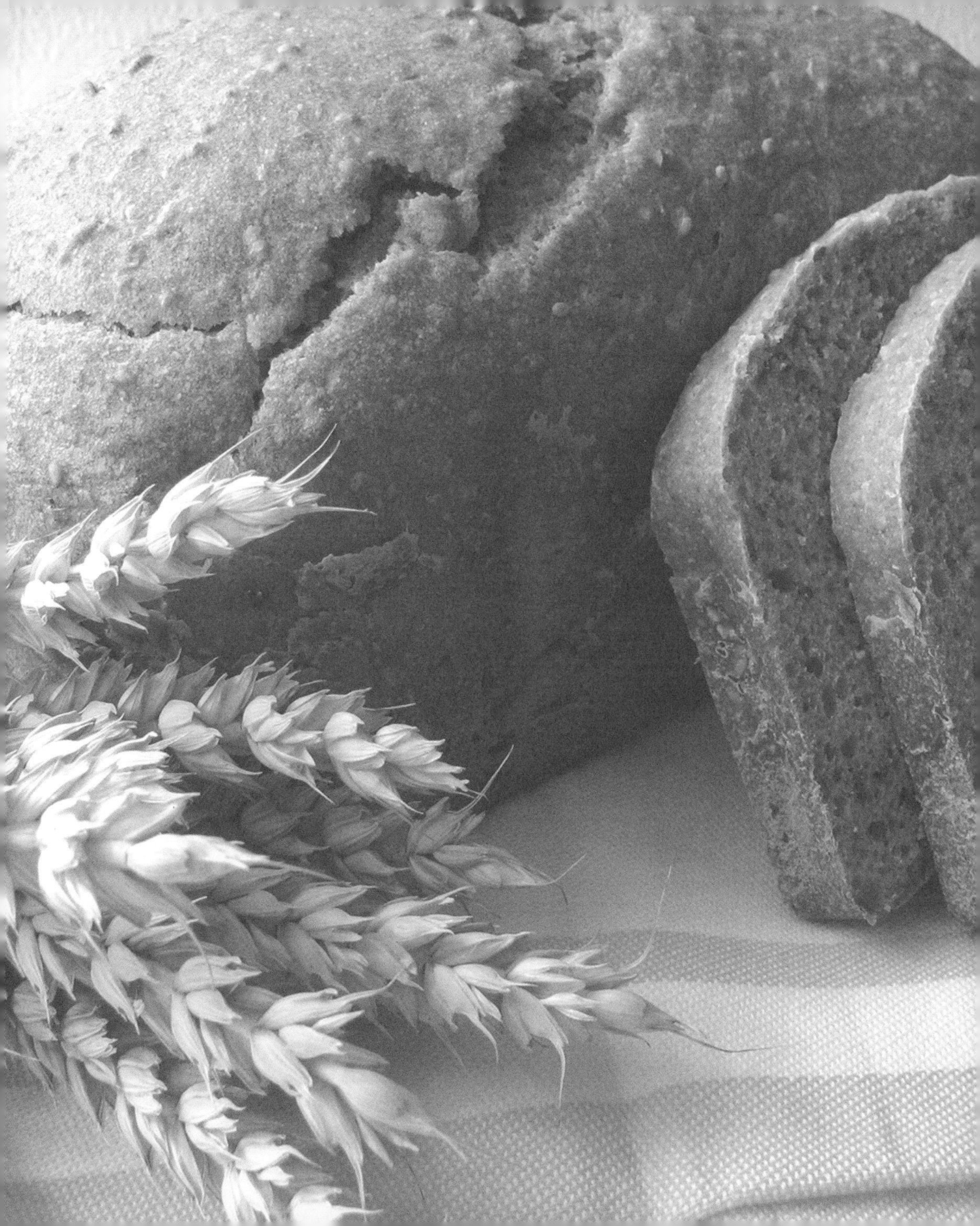

KRÄUTER-JOGHURT

Zubereitungszeit: 15 Minuten (ohne Wartezeit)

Für 4 Personen

Zutaten

jeweils ½ Bund Dill, Schnittlauch, Thymian
einige Salbeiblätter
1 etwa 4 cm großes Stück Ingwer
750 g Joghurt
Salz
Galgant

Zubereitung

Die Kräuter waschen, gut trockenschütteln und ganz fein hacken. Den Ingwer schälen und ganz fein hacken oder in hauchdünne Scheiben schneiden.

Alle Kräuter und den Ingwer mit dem Joghurt vermengen und eine Nacht kühl ziehen lassen, mit Salz und Galgant abschmecken.

Info

Dieser Joghurt wirkt belebend und sorgt für mehr Energie.

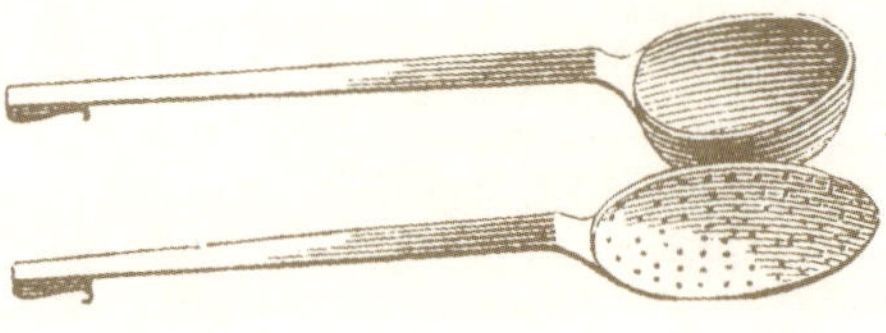

DINKELKÖRNERBRÜHE

Zubereitungszeit: 20 Minuten • Kochzeit: 20 Minuten

Für 4 Personen

Zubereitung
Das Gemüse waschen, putzen, schälen und in kleine Stücke schneiden. In einem Topf mit den Dinkelkörnern in 1 l Wasser zum Kochen bringen und 20 Minuten kochen lassen.

Etwa 10 Minuten nach Ende der Garzeit die Kräuter und Gewürze dazugeben. Das Ganze durch ein Sieb gießen und die Flüssigkeit warm trinken.

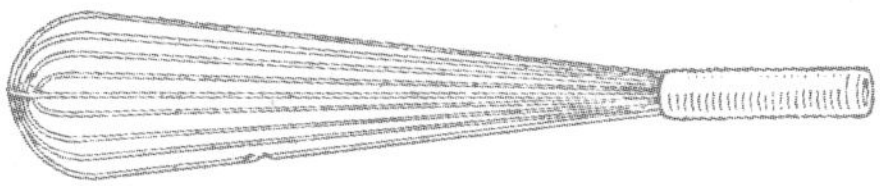

Zutaten
300 g Gemüse (Fenchel, grüne Bohnen, Möhren, Sellerie, Petersilienwurzel)
1 Tasse Dinkelkörner
1 Bund gehackte Kräuter (Petersilie, Beifuß, Gundelrebe, Liebstöckel)
Gewürze, Menge nach Geschmack (Bertram, Quendel, Galgant, Muskat)
1 Prise Salz

DINKELSALAT

Zubereitungszeit: 20 Minuten (ohne Wartezeit) • Kochzeit: 1 Stunde

Für 4 Personen

Zutaten

150 g Dinkelkörner
1 TL gekörnte Gemüsebrühe
1 Blattsalat
200 g Tomaten
2 EL Zitronensaft
5 EL kaltgepresstes Olivenöl
Galgant
Salz
Pfeffer

Zubereitung

Den Dinkel mit 1l Wasser und der Brühe aufkochen, anschließend zugedeckt bei schwacher Hitze 1 Stunde köcheln lassen.

Dann den Topf von der Herdplatte ziehen und den Dinkel 1 weitere Stunde quellen lassen.

Zwischenzeitlich den Salat waschen, trockenschleudern und in Streifen schneiden. Die Tomaten waschen und klein schneiden, dabei den grünen Stielansatz entfernen.

Zitronensaft, Olivenöl, Galgant, Salz und Pfeffer verrühren. Das Ganze mit dem abgekühlten Dinkel mischen, zum Schluss die Salatblätter unterheben und auf Tellern servieren.

HABERMUS

Zubereitungszeit: 10 Minuten (ohne Wartezeit) • Kochzeit: 5 Minuten

Für 4 Personen

Zubereitung

Den Dinkelschrot in 8 Tassen kaltem Wasser einrühren und das Ganze unter Rühren 5 Minuten ganz vorsichtig aufkochen lassen.

Die Äpfel mit den Gewürzen und dem Honig hinzufügen und das Ganze bei kleiner Hitze 10 Minuten quellen lassen.

Vor dem Servieren etwas Zimt über das fertige Habermus streuen.

Zutaten

4 Tassen Dinkelschrot

4 Äpfel (in Stücke geschnitten)

4 Msp. Galgantpulver

4 Msp. Bertrampulver

8 TL Honig

Zimt

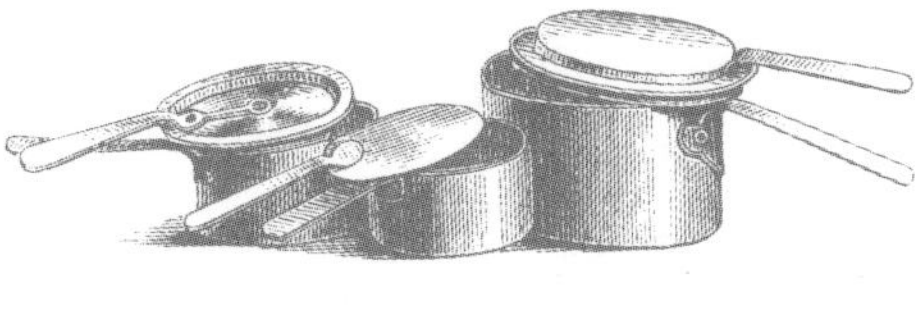

SELLERIECREMESUPPE

Zubereitungszeit: 20 Minuten • Kochzeit: 20 Minuten

Für 4 Personen

Zutaten

250 g Sellerie
1 EL Butter
40 g Dinkelmehl
1 l Gemüsebrühe
Salz
1 Prise Zucker
Pfeffer
Bertram
1 EL Sahne
gehackte Sellerieblätter

Zubereitung

Den Sellerie schälen, waschen und in Stücke schneiden, anschließend in einem Topf mit 1 l Wasser zum Kochen bringen. Die Hitze reduzieren und so lange köcheln lassen, bis der Sellerie weich ist. Den Sellerie in ein Sieb gießen, etwas Flüssigkeit auffangen und den Sellerie pürieren.

Die Butter in einem weiteren Topf schmelzen lassen und mit Dinkelmehl und etwas Selleriebrühe eine Suppenschwitze bereiten. Die Gemüsebrühe dazugeben und nochmals aufkochen lassen.

Mit Salz, Zucker, Pfeffer und Bertram nach Geschmack würzen, mit Sahne verfeinern und vor dem Servieren mit den gehackten Sellerieblättern bestreuen.

BRATÄPFEL

Zubereitungszeit: 15 Minuten • Backzeit: 20 Minuten

Für 4 Personen

Zubereitung
Die Äpfel waschen und die Kerngehäuse ausstechen.

Mandeln, Honig und Zimt miteinander vermischen und diese Mischung in die entstandenen Apfelöffnungen füllen.

Die Äpfel im Backofen bei 200 °C etwa 20 Minuten weich backen.

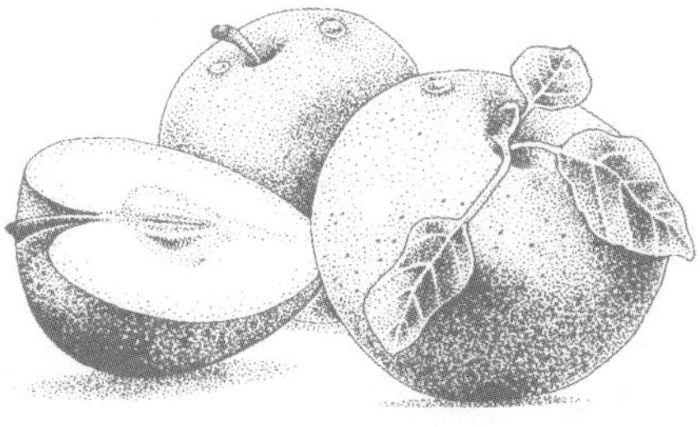

Zutaten
4 säuerliche Äpfel
2 EL gemahlene Mandeln
2 EL Honig
1 TL Zimt

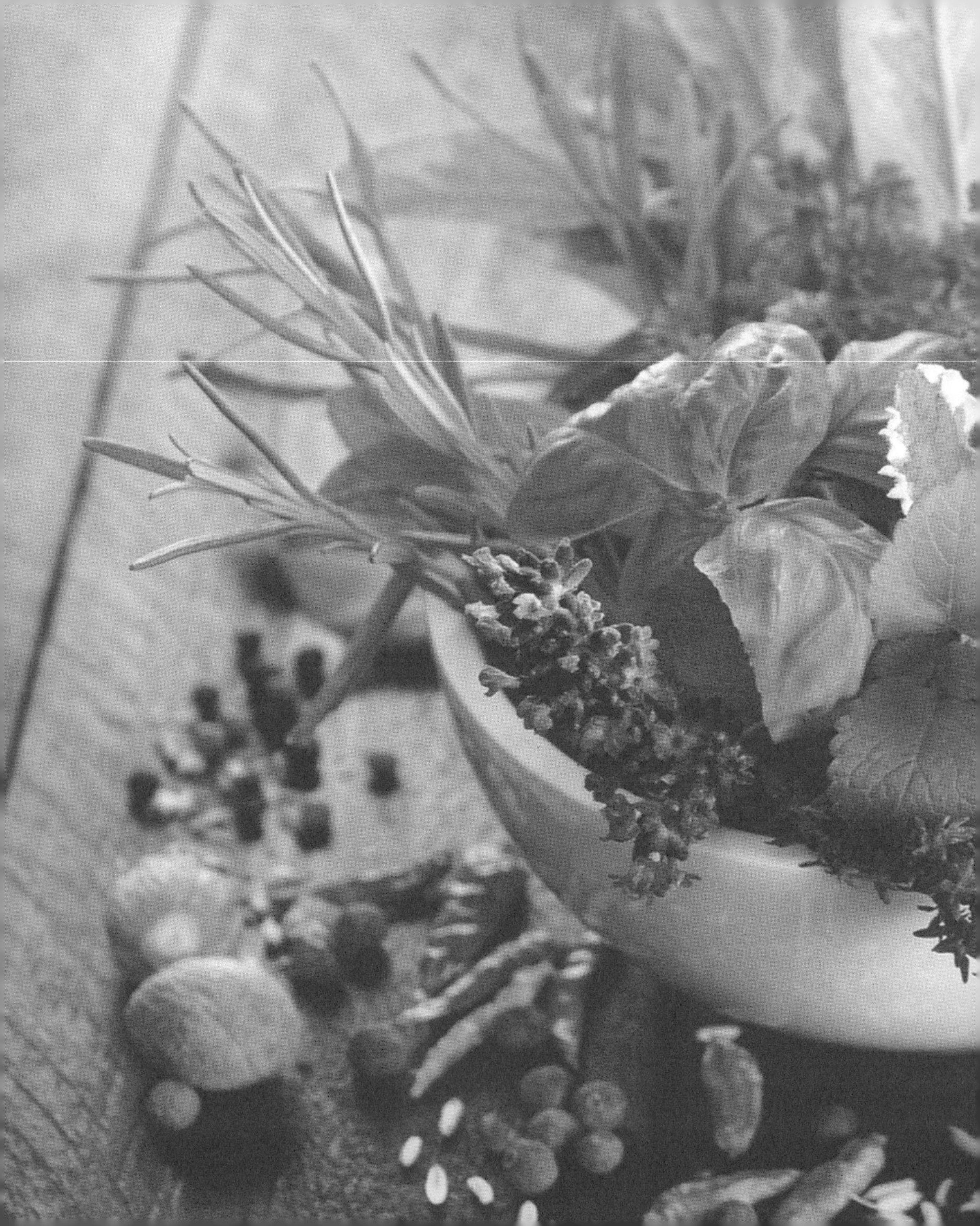

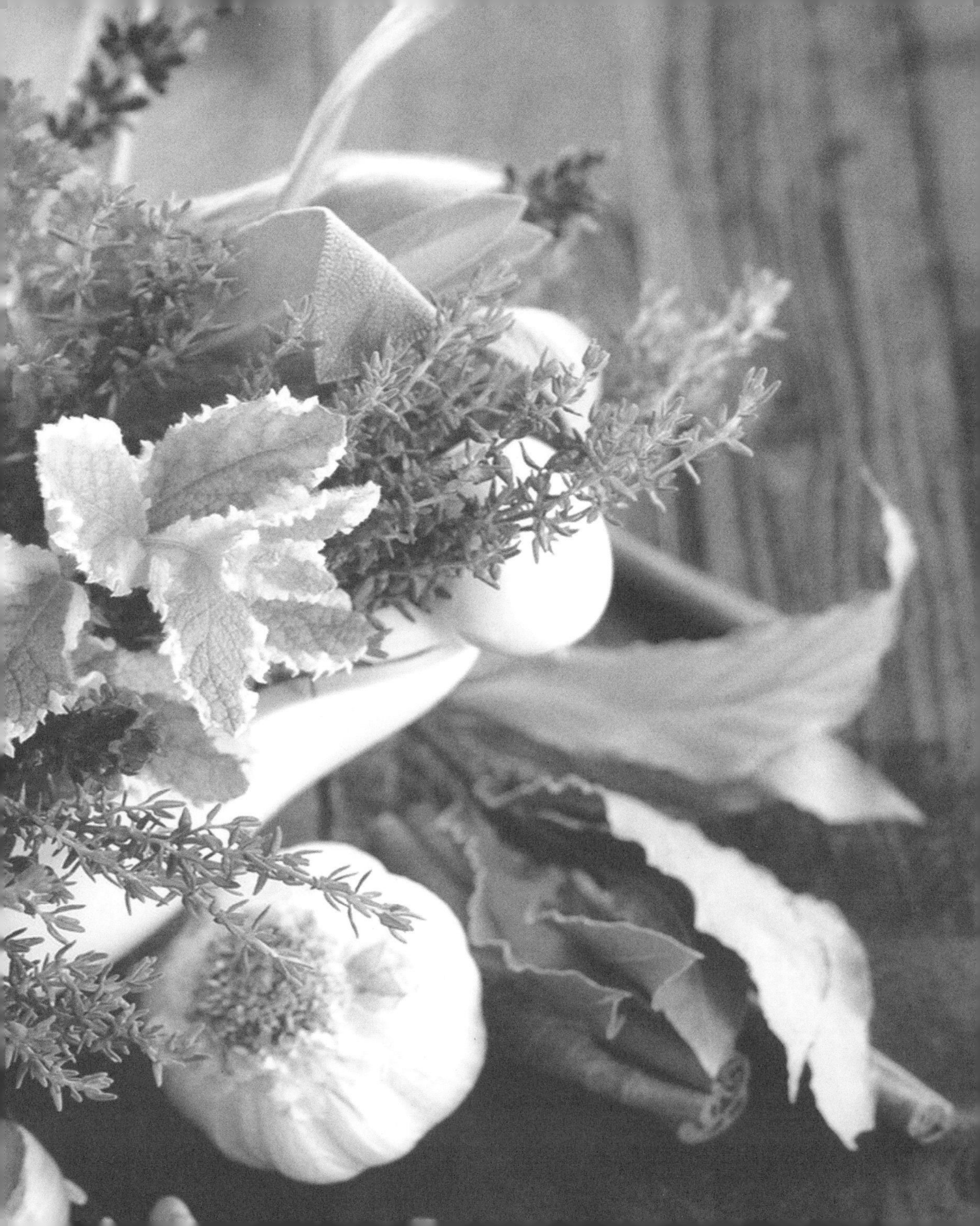

„Wenn sich die Menschen in übertriebener Weise der Nahrung enthalten, so dass sie ihrem Körper nicht die richtige und angemessene Nahrung zuführen, werden die einen instabil und leichtlebig in ihrer Lebensweise, andere durch viele große Beschwerden gedrückt." (Hildegard von Bingen)

In der Ernährungslehre der Hildegard von Bingen geht es in erster Linie darum, dass Lebensmittel immer auch Heilmittel sein können. Neben den Heilpflanzen war das wichtigste Heilmittel Hildegards eine gesunde, maßvolle Ernährung. Einiges von dem, was sie damals als gut und richtig propagierte, ist heute widerlegt, insbesondere was den Nährwert und Vitamingehalt vieler Nahrungsmittel angeht. Und vieles von dem, was heute ein wichtiger Bestandteil einer gesundheitsbewussten Ernährung geworden ist, konnte Hildegard in ihr Ernährungsprogramm nicht einbeziehen, da man diese Lebensmittel – z. B. Tomaten, Kartoffeln, Paprika und viele exotische Früchte – im Mittelalter in Deutschland noch gar nicht kannte.

Deshalb kritisieren viele Ernährungsexperten ihre eher asketische Ernährungslehre als nicht mehr zeitgemäß – und sicher haben sie damit zum Teil auch Recht.

Trotzdem ist ihre grundsätzliche Ernährungslehre durchaus immer noch wertvoll und richtig. Man muss sie nur entsprechend an die heutige Zeit anpassen, wie wir es bei den folgenden Rezepten getan haben.

SCHMACKHAFTES FÜR DIE GESUNDHEIT

DIE ERNÄHRUNGSLEHRE DER HILDEGARD VON BINGEN

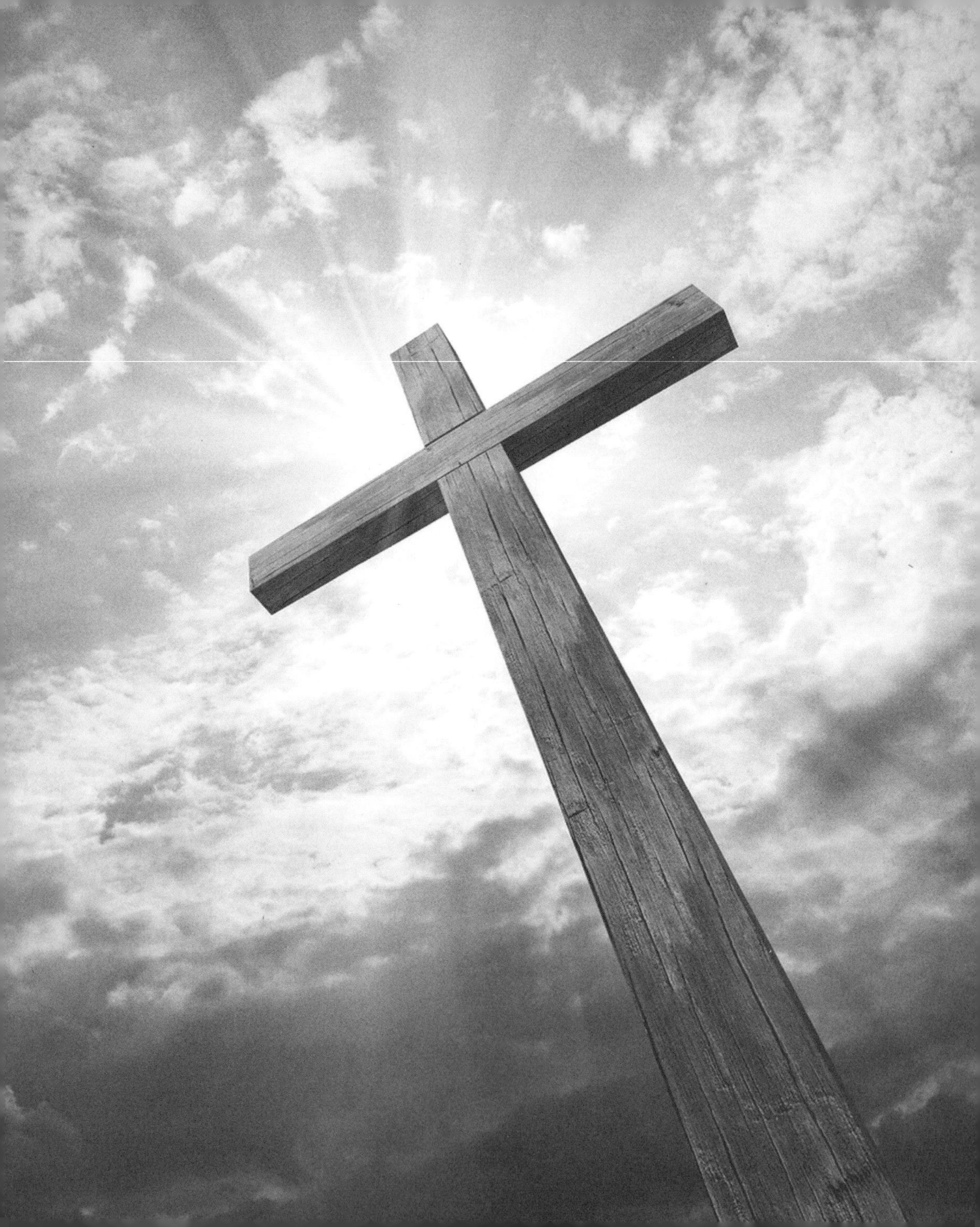

DINKELPLÄTZCHEN

Zubereitungszeit: 15 Minuten (ohne Wartezeit) • Backzeit: 15 Minuten

Für 4 Personen

Zubereitung

Die Butter in einer Pfanne erhitzen und die Dinkelflocken leicht darin anrösten. Die Pfanne von der Herdplatte nehmen und die Masse erkalten lassen.

Die Eier in einer Schüssel aufschlagen und mit Zucker, Vanillemark und Galgant schaumig rühren. Das Mehl und die gerösteten Flocken unter die Masse rühren. Den Backofen auf 180 °C vorheizen.

Mit 2 Teelöffeln kleine Häufchen formen und auf das eingefettete Backblech setzen. Die Plätzchen im Backofen 15 Minuten backen lassen.

Zutaten

250 g Butter
500 g kernige Dinkelflocken
2 Eier
150 g Rohrzucker
1 Vanilleschote, Mark ausgekratzt
2 EL Galgant
2 EL Dinkelmehl
Butter zum Einfetten des Backblechs

BROTSUPPE
MIT KRÄUTERN

Zubereitungszeit: 20 Minuten • Kochzeit: 20 Minuten

Für 4 Personen

Zutaten

9 Scheiben altes Dinkelbrot
30 g Butter
300 g Zwiebeln (in Streifen)
500 ml Weißwein
1,5 l Rinderfond
Pfeffer
Salz
frisch geriebene Muskatnuss
½ TL Galgantpulver
2 Bund Schnittlauch
1 Bund glatte Petersilie
1 Bund Kerbel
2 Eigelb
200 ml Sahne
3 Tomaten (entkernt, geviertelt)

Zubereitung

Die Brotscheiben goldbraun toasten und vierteln. In einem Topf die Butter auslassen und die Zwiebeln darin anbräunen. Den Wein und den Fond hinzufügen und das Ganze mit Pfeffer, Salz, Muskatnuss und Galgant würzen.

Die Brotstücke in die Suppe geben und alles 15 Minuten köcheln lassen. Die Kräuter waschen, trockenschütteln, klein schneiden und in die Suppe geben. Das Ganze weitere 2 Minuten kochen.

Das Eigelb mit der Sahne verquirlen. Die Suppe von der Herdplatte ziehen und mit der Eiermischung legieren. Vor dem Servieren die Tomaten hinzugeben und kurz in der Suppe aufwärmen lassen.

FENCHELSALAT

Zubereitungszeit: 20 Minuten • Kochzeit: 15 Minuten

Für 4 Personen

Zubereitung
Von den Fenchelknollen die harten Stiele und das Kraut entfernen, das Kraut aber beiseitestellen. Die Fenchelknollen waschen und halbieren.

Den Wein zusammen mit 500 ml Wasser, Salz und Rohrzucker in einem Topf aufkochen.

Die Fenchelstücke hineinlegen und so lange garen, bis diese halbweich sind (etwa 15 Minuten). Den Fenchel aus dem Sud nehmen, abtropfen und abkühlen lassen.

In der Zwischenzeit das Fenchelkraut und die gewaschene und getrocknete Petersilie klein hacken.

Die halbierten Fenchelknollen jeweils in vier Streifen schneiden, auf eine tiefe Platte legen und mit Essig, Öl, den zerhackten Kräutern und den Gewürzen anrichten.

Zutaten
750 g Fenchel (kleinere Knollen)
125 ml trockener Weißwein
Salz
1 TL Rohrzucker
½ Bund glatte Petersilie
3 EL Weinessig
4 EL Sonnenblumenöl
1 Prise Bertram
Pfeffer
1 Prise Fenchelgewürzmischung

BRENNNESSELSUPPE

Zubereitungszeit: 20 Minuten • Kochzeit: 25 Minuten

Für 4 Personen

Zutaten

8 Handvoll Brennnesseln
750 ml Gemüsebrühe
2 Schalotten
1 Knoblauchzehe
2 EL Butter
2 EL Dinkelmehl
250 ml Milch
2 Kartoffeln
1 EL Öl
Salz
Pfeffer
4 EL Sauerrahm

Zubereitung

Die Brennnesseln gründlich waschen (dazu Handschuhe anziehen!) und in der Brühe 7 Minuten köcheln lassen. Nun sind die Brennnesseln ungefährlich für die Haut und man kann sie beruhigt anfassen. Anschließend die Brennnesseln in ein Sieb gießen und die Flüssigkeit auffangen.

Die Schalotten schälen, würfeln und den Knoblauch ganz fein hacken. Die Butter in einem Topf erhitzen und Schalotten und Knoblauch darin glasig andünsten. Das Mehl darüberstäuben, das Ganze kurz anschwitzen lassen und die Milch unter Rühren hinzufügen. Den Brennnesselsud dazugeben und das Ganze 15 Minuten köcheln lassen.

In der Zwischenzeit die Kartoffeln waschen, schälen, würfeln und in heißem Öl goldbraun anbraten. Nun die Brennnesseln wieder in die Suppe geben und das Ganze mit einem Pürierstab pürieren. Zum Schluss die Suppe mit Salz und Pfeffer abschmecken und mit dem Sauerrahm und den gebratenen Kartoffelwürfeln garnieren.

QUITTEN VOM BLECH

Zubereitungszeit: 15 Minuten • Backzeit: 30–50 Minuten

Für 4 Personen

Zubereitung

Die gewaschenen Quitten halbieren und auf ein mit Backpapier belegtes Backblech legen und im Backofen bei 180 °C etwa 30–50 Minuten garen lassen. Sie sind gar, wenn das Fruchtfleisch beim Nadeltest nachgibt.

Die Sahne steif schlagen. Die Quitten aus dem Ofen nehmen und das Kerngehäuse entfernen.

Die Quittenhälften vor dem Verzehr mit Zimt und Zucker bestreuen und mit Schlagsahne garnieren.

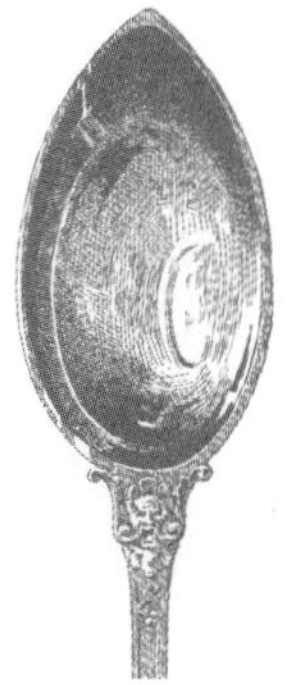

Zutaten

4 Quitten

Zimt

Zucker

200 ml Sahne

FORELLEN

Zubereitungszeit: 20 Minuten • Garzeit: 15 Minuten

Für 4 Personen

Zutaten
4 mittelgroße Forellen
Saft 1 Zitrone
Salz
2 EL Petersilie
2 Knoblauchzehen
1 unbehandelte Zitrone
2 EL Ysop
2 EL Quendel
jeweils 2 EL Galgant
und Bertram
2 EL Sonnenblumenöl

Zubereitung
Die Forellen gründlich mit kaltem Wasser abwaschen und trockentupfen. Von innen und außen mit Zitronensaft und Salz würzen.

Die Petersilie waschen, trockenschütteln und fein hacken. Die Knoblauchzehen pellen und in feine Scheibchen schneiden. Die Zitrone ebenfalls in Scheiben schneiden, diese dann noch einmal vierteln.

Knoblauch, Zitrone und die Kräuter miteinander mischen und damit die Forellen füllen.

Vier ausreichend große Stücke Alufolie mit dem Sonnenblumenöl bestreichen und die Forellen darin einpacken. Die Fische bei 180 °C im Backofen etwa 15 Minuten garen lassen.

ZANDER
MIT SESAM UND MOHN

Zubereitungszeit: 10 Minuten • Bratzeit: 10 Minuten

Für 4 Personen

Zubereitung

Die Zanderfilets sorgfältig waschen und trockentupfen. Mit Zitronensaft beträufeln und mit Salz, Galgant und Bertram würzen.

Die Sesam- und Mohnsamen mit dem Meersalz vermischen und die Fischfilets darin wälzen. Dabei die Körner gut andrücken. Das Butterschmalz in einer großen Pfanne erhitzen und die Filets darin auf beiden Seiten goldbraun braten.

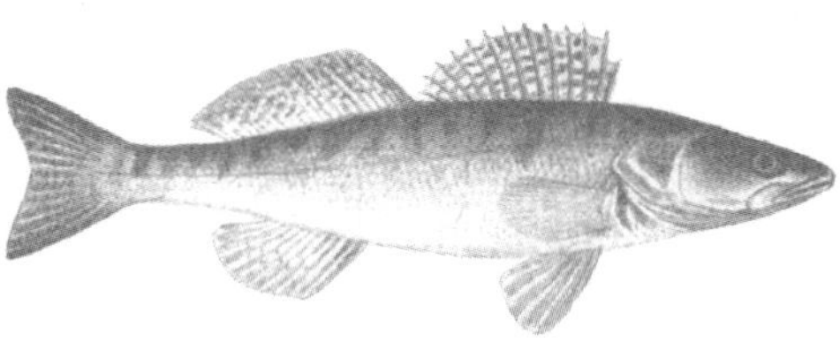

Zutaten

4 Zanderfilets
Saft von 1 Zitrone
Salz
jeweils 1 Prise Galgant- und Bertrampulver
8 EL Sesamsamen
4 EL Mohnsamen
1 TL grobes Meersalz
Butterschmalz

LAMMKOTELETTS

Zubereitungszeit: 20 Minuten (ohne Wartezeit) • Backzeit: 15 Minuten

Für 4 Personen

Zutaten
8 Lammkoteletts
nach Belieben Galgant, Quendel und Bertram

Für die Paste
1 Tasse gehackte Kräuter
(z. B. Petersilie, Quendel, Ysop, Gundelrebe, Melde)
4 EL Sonnenblumenöl
2 gehacke Knoblauchzehen
2 TL Salz
1 Prise Bertram
1 Prise Galgant

Zubereitung
Die Lammkoteletts waschen, trockentupfen und in eine geölte Auflaufform legen. Mit Galgant, Quendel und Bertram würzen und einige Minuten marinieren lassen.

Zwischenzeitlich für die Paste die vorbereiteten Kräuter mit dem Sonnenblumenöl in einen Mixer geben und pürieren, bis eine sämige Paste entsteht.

Die Knoblauchzehen, das Salz und die Gewürze unter die Paste rühren und die Lammkoteletts damit bestreichen.
Das Ganze im Backofen bei 180 °C etwa 15 Minuten backen lassen.

OMELETTE
MIT WILDKRÄUTERN

Zubereitungszeit: 20 Minuten (ohne Wartezeit) • Bratzeit: 15 Minuten

Für 4 Personen

Zubereitung
Die Eier in einer Schüssel aufschlagen und mit dem Dinkelmehl und der Milch verquirlen. Mit Salz und Galgant würzen und 30 Minuten quellen lassen.

Das Butterschmalz in einer Pfanne erhitzen und vier Omelettes nacheinander ausbacken.

Die Zwiebeln im heißen Butterschmalz goldgelb anrösten, die Kräutermischung hinzugeben und das Ganze 3 Minuten dünsten.

Anschließend mit Salz und Galgant abschmecken und auf die Omelettes legen, diese zusammenklappen und servieren.

Zutaten
4 Eier
12 EL feines Dinkelmehl
800 ml Milch
Salz
1 Prise Galgant
1 EL Butterschmalz

Für die Füllung
4 kleine Zwiebeln (fein gehackt)
1 EL Butterschmalz
600 g gehackte Wildkräuter (z. B. Brennnessel, Löwenzahn, Minze, Wegerich, Melde, Kerbel)
Salz
1 Prise Galgant

GRIESSPUDDING

Zubereitungszeit: 20 Minuten (ohne Wartezeit) • Kochzeit: 5 Minuten

Für 4 Personen

Zutaten

90 g Dinkelgrieß
250 ml kalte Milch
2 Eier
50 g Rohrzucker
Salz
1 EL Zitronensaft
1 TL unbeandelte Zitronenschale
2 Msp. Safran
Zucker
Früchte der Saison

Zubereitung

Den Grieß in die kalte Milch rühren, unter ständigem Rühren aufkochen und dann auf der ausgeschalteten Herdplatte 5 Minuten quellen lassen.

Die beiden Eier trennen und die Eiweiße steif schlagen. Den Rohrzucker, eine Prise Salz, den Zitronensaft, die Zitronenschale, den Safran und die Eidotter unter die Grießmasse heben. Die Eiweiße ebenfalls unter die Grießmasse ziehen und das Ganze anschließend noch einmal kurz aufkochen lassen.

Dann eine Schale kalt ausspülen, mit Zucker ausstreuen und den Grießbrei hineingeben. Den Grießbrei für mindestens 2 Stunden kalt stellen. Dann auf eine Platte stürzen und mit Früchten der Saison garniert servieren.

BROTAUFSTRICH
AUS MANDELN, HONIG UND MARONEN

Zubereitungszeit: 15 Minuten (ohne Wartezeit) • Kochzeit: 20–25 Minuten

Für 4 Personen

Zubereitung
In einem Topf die Maronen in der Milch bei milder Hitze 20–25 Minuten offen kochen, bis die Flüssigkeit eingekocht ist, dabei öfter umrühren.

Die Maronen durch eine Kartoffelpresse in eine Schüssel drücken und abkühlen lassen.

Mit den restlichen Zutaten vermischen, einige Zeit durchziehen lassen und auf frischem Dinkelbrot genießen.

Info
Dieser Brotaufstrich wirkt beruhigend auf die Nerven.

Zutaten
200 g gekochte, geschälte Maronen
300 ml Milch
200 g gemahlene Mandeln
10 g Honig
125 ml frisch gepresster Orangensaft

QUENDELSUPPE

Zubereitungszeit: 15 Minuten • Kochzeit: 15 Minuten

Für 4 Personen

Zutaten
2 Handvoll Quendel (oder 1 EL getrockneter Gartenthymian)
2 EL Butter
1 Tasse Dinkelschrot
1,5 l Fleischbrühe
1 Msp. Muskat
Salz
Pfeffer
jeweils 3–4 gehackte Blättchen Ysop und Liebstöckel
2 EL Sahne

Zubereitung
Den Quendel waschen, trockentupfen und klein hacken.

Die Butter in einem Topf schmelzen lassen und den Quendel darin andünsten.

Nach und nach den Dinkelschrot dazurühren. Wenn er eine goldgelbe Färbung angenommen hat, langsam die Fleischbrühe dazugießen und mit den Gewürzen abschmecken.

Das Ganze etwa 15 Minuten leise köcheln lassen. Die gehackten Kräuter dazugeben und mit der Sahne verrühren.

Tipp
Von dieser Suppe sollten Sie häufig essen, wenn sie unter Hautunreinheiten leiden.

SPARGELCREMESUPPE

Zubereitungszeit: 20 Minuten • Kochzeit: 20 Minuten

Für 4 Personen

Zubereitung
Den Spargel schälen, waschen, in Stücke schneiden und mit Salz, Zucker und Zitronensaft in 1 l Wasser bissfest kochen.

Den Spargel in ein Sieb gießen und die Flüssigkeit dabei auffangen.

Die Spargelspitzen heraussuchen und beiseitelegen.
Die restlichen Spargelstücke pürieren.

Aus der Butter und dem Mehl eine Mehlschwitze herstellen und den Spargelfond nach und nach unterrühren. Aufkochen lassen, mit der Sahne aufgießen, die pürierten Spargelstücke dazugeben und mit Salz und Pfeffer abschmecken.

Die Spargelspitzen in die Suppe geben und erwärmen.

Zutaten
400 g Spargel oder Spargelspitzen
Salz
1 Prise Zucker
2 EL Zitronensaft
40 g Butter
40 g Mehl
150 ml Sahne

KÜRBISSUPPE

Zubereitungszeit: 15 Minuten • Kochzeit: 25 Minuten

Für 4 Personen

Zutaten

800 g Kürbisfleisch
1 Zwiebel
2 Knoblauchzehen
500 ml Gemüsebrühe
250 ml Weißwein
Salz
Pfeffer
1 Prise Muskat
1 Prise Galgant
jeweils ½ TL getrockneter Estragon und Thymian
125 ml saure Sahne

Zubereitung

Das Kürbisfleisch in kleine Stücke schneiden. Die Zwiebel und den Knoblauch pellen und fein hacken.

Die Gemüsebrühe in einem Topf aufkochen und den Kürbis mit Zwiebel, Knoblauch und Wein dazugeben.

Das Ganze so lange köcheln lassen, bis der Kürbis weich ist. Alles mit einem Pürierstab pürieren und mit den Gewürzen abschmecken. Zum Schluss die saure Sahne dazugeben und unterrühren.

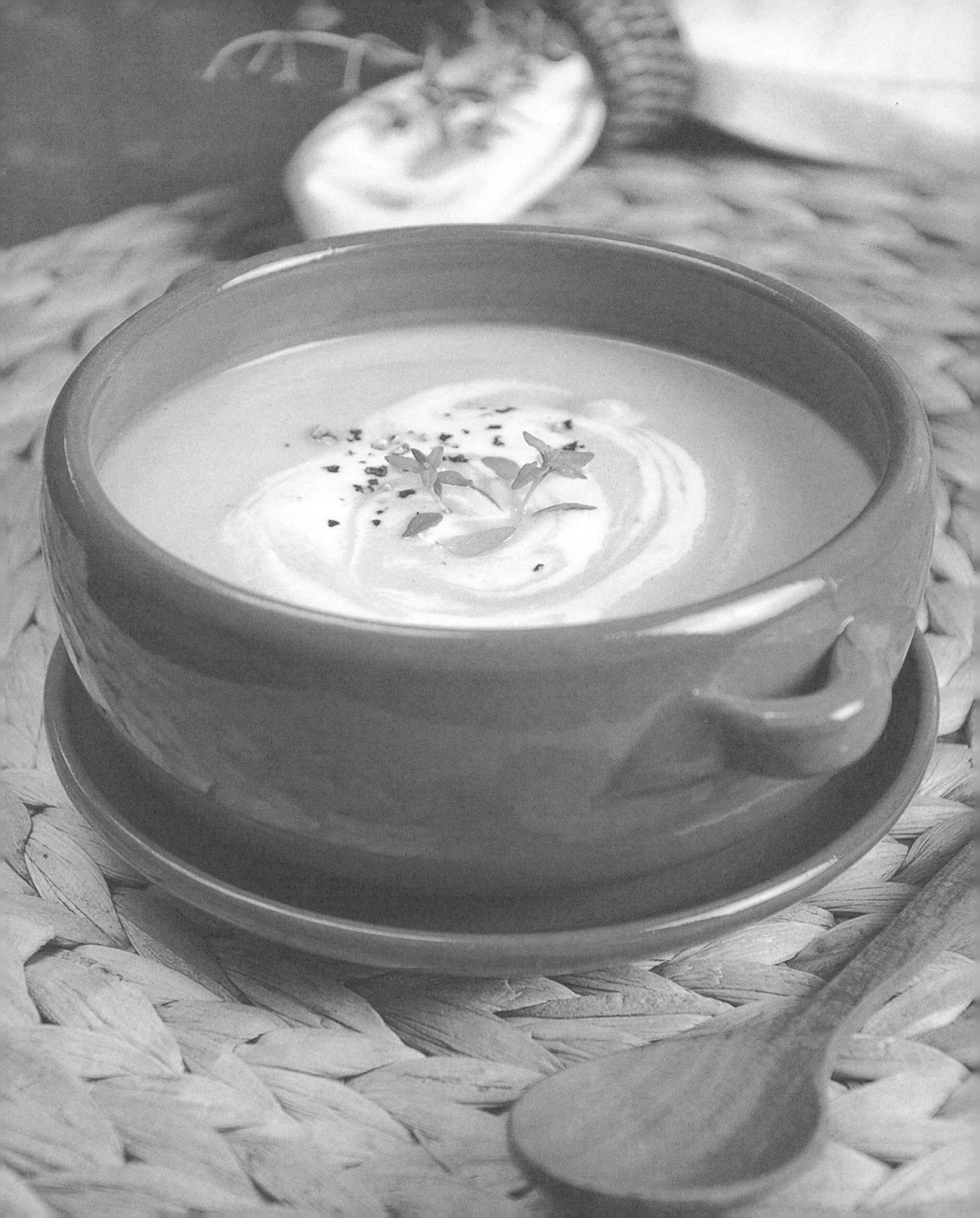

KLARE HÜHNERSUPPE

Zubereitungszeit: 30 Minuten • Kochzeit: 1 Stunde

Für 4 Personen

Zutaten

1 Suppenhuhn mit Hals und Innereien
250 g Suppengrün (Petersilienwurzel, Möhre, Staudensellerie)
1 Zwiebel
1 Lorbeerblatt
2 Nelken
4 zerstoßene Wacholderbeeren
1 Msp. Quendel
1 EL Ysop
Salz

Zubereitung

Das Suppenhuhn waschen, Schenkel und Flügel abtrennen, den Körper mit der Geflügelschere zerkleinern. Hals, Magen und Herz ebenfalls waschen.

Das Suppengrün waschen, putzen, schälen und grob in Stücke schneiden. Die Zwiebel säubern, ungeschält halbieren und auf der Schnittfläche einer beschichteten Pfanne anrösten.

Die Hühnerstücke und die Innereien mit Suppengrün, Zwiebel, Lorbeerblatt, Nelken, Wacholderbeeren, Quendel, Ysop und Salz in einen Topf mit 3 l kaltem Wasser geben und langsam erhitzen (Suppenhuhn nicht sprudelnd kochen, sondern nur simmern lassen, dann muss nicht abgeschöpft werden, denn das wertvolle Eiweiß tritt nicht aus). Bei geschlossenem Deckel etwa 1 Stunde köcheln lassen.

Die großen Hühnerteile aus der Brühe nehmen.
Die Brühe durch ein feines Sieb gießen (das Gemüse wird nicht gebraucht).

KLARE HÜHNERSUPPE

Die Haut von den Hühnerteilen lösen und entsorgen. Das Fleisch von den Knochen lösen, klein schneiden und wieder in die Hühnersuppe geben.

Die Hühnersuppe nach Geschmack mit Muskat und Pfeffer würzen.

Vor dem Servieren mit gehackter Petersilie garnieren.

Tipp
Hühnersuppe sollten Sie essen, wenn Sie unter einer Erkältung leiden. Bereits der aufsteigende Kochdampf sorgt für Erleichterung. Deshalb halten Sie während des Kochvorgangs einfach hin und wieder den Kopf über den Topf.

Zutaten
frisch gemahlene Muskatnuss
weißer Pfeffer aus der Mühle
1 EL gehackte Blattpetersilie

BROTAUFSTRICH
AUS HÜHNERLEBER

Zubereitungszeit: 15 Minuten • Bratzeit: 15 Minuten

Für 4 Personen

Zutaten
250 g Hühnerleber
2 Zwiebeln
2 Knoblauchzehen
1 EL Öl
1 Prise Bertram
1 Prise Galgant
1 Prise Quendel
Salz
Pfeffer
evtl. etwas Butter

Zubereitung
Die Hühnerleber waschen, trockentupfen und in Streifen schneiden. Die Zwiebeln schälen und in kleine Stücke schneiden. Knoblauch pellen und hacken.

Das Öl in einer Pfanne erhitzen und das Fleisch mit den Zwiebeln darin gar dünsten lassen.

Das Ganze mit dem Knoblauch fein pürieren und den Gewürzen abschmecken. Sollte der Brotaufstrich zu trocken werden, geben Sie etwas Butter dazu.

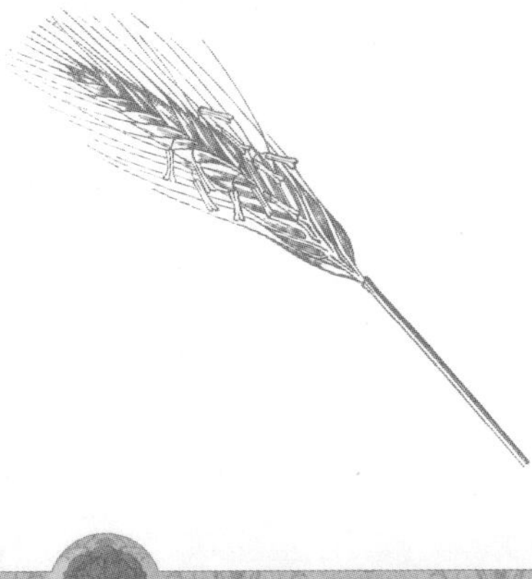

BIRNENKOMPOTT

Zubereitungszeit: 10 Minuten • Kochzeit: 20 Minuten

Für 4 Personen

Zubereitung

Die Birnen schälen, entkernen und vierteln. Die Früchte in kaltem Wasser aufsetzen und zum Kochen bringen. Wenn die Birnen weich sind, in ein Sieb schütten und kurz mit kaltem Wasser abbrausen.

Das Kochwasser wird weggeschüttet. Den Weißwein, 250 ml Wasser, den Rohrzucker und die Gewürze in einen Topf geben, erst kurz aufkochen lassen und dann auf etwa 200 ml einkochen.

Die Birnenstücke nochmals kurz in der Soße erwärmen.
Die Birnen dann auf Tellern anrichten und mit der Soße übergießen.

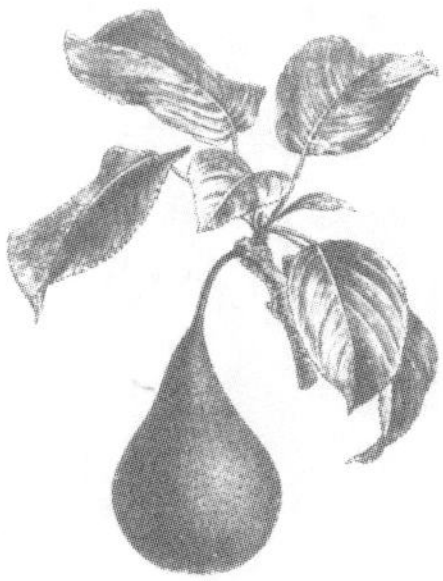

Zutaten

1 kg Birnen
250 ml Weißwein
1 EL Rohrzucker
½ Zimtstange
1 Gewürznelke

DINKEL-GALGANT-BUTTERPLÄTZCHEN

Zubereitungszeit: 20 Minuten (ohne Wartezeit) • Backzeit: 10–12 Minuten

Für 4 Personen

Zutaten

250 g gemahlenes Dinkelvollkornmehl

2 TL Galgant

Abrieb von 1 unbehandelten Zitrone

100 g fein gehackte Mandeln

100 g Honig

125 g kalte Butter

Außerdem

Mehl für die Arbeitsfläche

Butter zum Einfetten des Backblechs

Zubereitung

Das Dinkelmehl mit Galgant, Zitronenabrieb und den Mandeln mischen. Honig dazugeben und die kalte Butter in Flocken über der Masse verteilen.

Alles zu einem Teig kneten, zu einer Kugel formen und abgedeckt etwa 3 Stunden ruhen lassen. Den Teig auf bemehlter Arbeitsfläche ausrollen und mit Ausstechförmchen Plätzchen ausstechen. Den Plätzchenteig auf ein gefettetes Backblech legen.

Im Backofen bei 180 °C etwa 10–12 Minuten backen.

Info

Hildegard von Bingen schrieb über die Butter:
„Die Kuhbutter ist heilsamer als die Schaf- und Ziegenbutter. Ein Mensch, der sehr mager ist, sollte Butter essen. Die Menschen, die Lungenprobleme oder ständig Husten haben, sollten sie essen. Das Fett heilt diese Menschen und erfrischt sie. Dicke Menschen sollten die Butter in Maßen vertilgen, damit sie nicht noch dicker werden."

BOHNENEINTOPF MIT HAMMELFLEISCH UND DINKELKÖRNERN

Zubereitungszeit: 30 Minuten • Kochzeit: 65 Minuten

Für 4 Personen

Zubereitung

Die Zwiebel schälen, in kleine Würfel schneiden und in einem Topf mit heißem Öl glasig andünsten.

Das Fleisch waschen, trockentupfen und in mundgerechte Stücke schneiden. Das Fleisch in den Topf zu den Zwiebeln geben und von allen Seiten kurz anbraten. Mit der Gemüsebrühe ablöschen und 45 Minuten bei mittlerer Hitze köcheln lassen.

Zwischenzeitlich das Gemüse waschen, putzen, eventuell schälen und in Würfel schneiden, die Bohnen entfädeln. Den Knoblauch pellen und etwas klein schneiden. Das Gemüse zusammen mit dem Knoblauch zum Fleisch geben.

Das Bohnenkraut und den Rosmarin hinzugeben. Das Ganze weitere 20 Minuten kochen lassen.

Abschließend die Gewürze nach Geschmack und die gekochten Dinkelkörner hinzufügen.

Zutaten

2 Zwiebeln
2 EL Sonnenblumenöl
500 g Hammelfleisch bzw. Lammfleisch
750 ml Gemüsebrühe
300 g Suppengrün
1 kg grüne Bohnen
3 Knoblauchzehen
jeweils 1 EL Bohnenkraut und Rosmarin
½ TL Galgantpulver
1 Prise Bertram
1 Prise Muskat
Salz
1 Tasse gegarte Dinkelkörner

WEISSE BOHNEN
MIT FENCHEL

Zubereitungszeit: 10 Minuten • Kochzeit: 20–25 Minuten

Für 4 Personen

Zutaten

2 Fenchelknollen
2 EL Butter oder
Sonnenblumenöl
1 l Gemüsebrühe
500 g gegarte weiße Bohnen
1 EL Bohnenkraut
½ TL Galgantpulver
1 Prise Bertram
1 Prise Quendel
Pfeffer

Zubereitung

Den Fenchel waschen, putzen und in grobe Streifen schneiden. In der Butter andünsten und mit der Brühe ablöschen. 15 Minuten weich kochen.

Weiße Bohnen hinzufügen und noch mal 5–10 Minuten köcheln lassen.

Das Bohnenkraut unterrühren und nach Belieben die Gewürze hinzufügen.

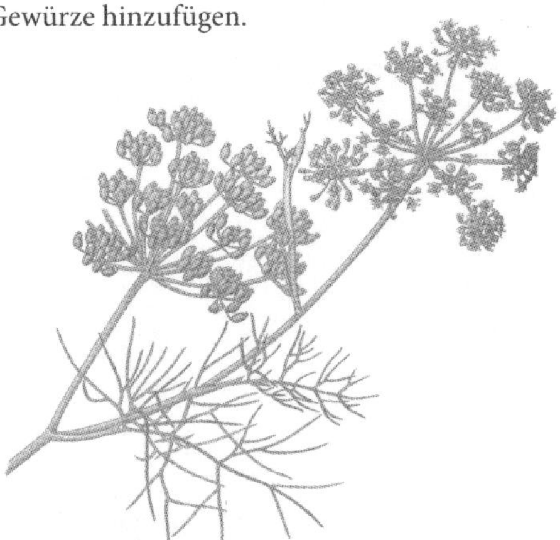

GRÜNKERNSUPPE

Zubereitungszeit: 15 Minuten • Kochzeit: 35 Minuten

Für 4 Personen

Zubereitung

Sellerie und Lauch putzen, waschen und klein schneiden. Zwiebel und Knoblauch schälen und klein hacken.

Den gemahlenen Grünkern in Olivenöl andünsten. Gemüse, Zwiebel und Knoblauch dazugeben und gut 5 Minuten dünsten.

Anschließend mit 1,5 l Wasser und der Brühe aufgießen und 30 Minuten kochen lassen. Mit Salz, Galgant und Bertram abschmecken. Mit Schnittlauchröllchen bestreut in einer Suppenschüssel anrichten.

Zutaten

1 Sellerieknolle
1 Stange Lauch
1 Zwiebel
1 Knoblauchzehe
100 g grob gemahlener Grünkern
5 EL kaltgepresstes Olivenöl
3 TL Gemüsebrühe
Salz
1 Prise Galgant
1 Prise Bertram
1 EL Schnittlauchröllchen

Bereits im Mittelalter trugen Priester, Medizinkundige, Könige und Edelmänner Edelsteine als Symbole der Macht. Der Priester trug den Edelstein am Finger als Verzierung eines Ringes, der König wurde geschmückt mit kostbaren Edelsteinen in seiner Krone oder Ketten und Ringen. Diese Edelsteine waren Zeichen dafür, dass seine Träger mit geistigen Mächten in Verbindung standen.

Hildegard von Bingen setzte Edel- bzw. Halbedelsteine als sogenannte „Heilsteine" zu Heilzwecken ein. Edelsteine waren für sie von Gott gegebene Heilmittel, die eine himmlische Energie beinhalten.
In ihrer um 1150 verfassten „Physica" befasste sich Hildegard von Bingen mit der Heilwirkung der Edelsteine. Darin schrieb sie:
„Gott (...) ließ weder das Strahlen noch die Kräfte der Edelsteine vergehen, denn er wollte, dass sie auf Erden geschätzt und gepriesen würden und als Heilmittel dienen."

Hildegard empfahl, die den Beschwerden entsprechenden Steine als Schmuck oder in der Tasche zu tragen. Auch das Halten in der Hand könne helfen. Sie wandte die entsprechenden Steine zum inneren und äußeren Gebrauch an. Gegen die jeweiligen Beschwerden wurden die Steine entweder aufgelegt, pulverisiert getrunken, aber auch gelutscht und als weitere Möglichkeit in Wasser gelegt, das dann getrunken wurde.

HEILSTEINE UND IHRE WIRKUNG

NACH HILDEGARD VON BINGEN

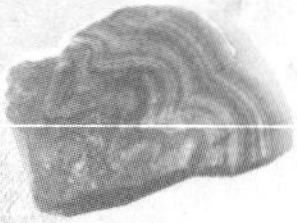

ACHAT

Anwendung

Bei Spinnen- oder Ungezieferbissen, gegen Fallsucht und gegen Mondsüchtigkeit wirksam.

AMETHYST

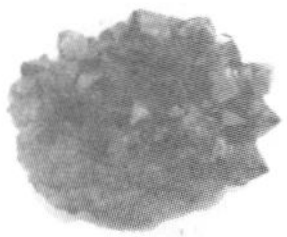

Anwendung

Hilft bei Blutergüssen, Schwellungen oder Spinnenbissen.

BERGKRISTALL

Anwendung

Wurde bei Beschwerden der Schilddrüse, Herzweh, Magenbeschwerden und bei häufigen Ohnmachtsanfällen eingesetzt.

BERNSTEIN

Anwendung

Bei Magenschmerzen und bei Beschwerden beim Wasserlassen.

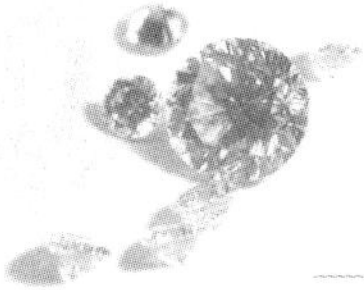

DIAMANT

Anwendung

Wurde gegen Jähzorn, Geisteskrankheit und gegen Gicht eingesetzt.

SMARAGD

Anwendung

Hilft gegen Schmerzen im Bauch, bei übermäßigem Speichelfluss und gegen Fallsucht.

REGISTER

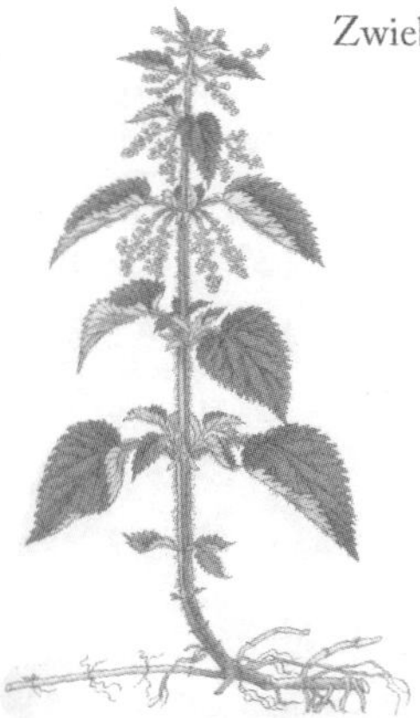

BILDNACHWEIS

Fotoilia.com
Seite 10 © Subbotina Anna, 12 © petrabarz, Seite 25 © kmiragaya, 54 © Herby, 92 © photocrew Me, 61 © Christian Jung, 64 © unpict, 85 © Heike Rau, 96 © vladischern, 111 © Yevgeniya Shal

Gemeinfrei
Seite 4, 8, 28, 29, 30, 34, 80, 122, 123

Alle anderen Bilder aus Dover Bildarchiv

QUELLENNACHWEIS

Hildegard von Bingen, Schriften. Ausgew. u. übertr. von Johannes Bühler. Leipzig, Insel, 1922.

Hildegard von Bingen, Eine Auswahl ihrer Schriften Schöninghs Dombücherei - Schülerhefte von deutscher Art, Paderborn, Schöningh um 1920

Bingen von Hildegard, Der Weg der Welt. In Auswahl übers. v. Maria-Louise Lascar. München u. Berlin, R. Oldenbourg, 1929.

Wikipedia.org